AF384370

Docteur C. JOJOT

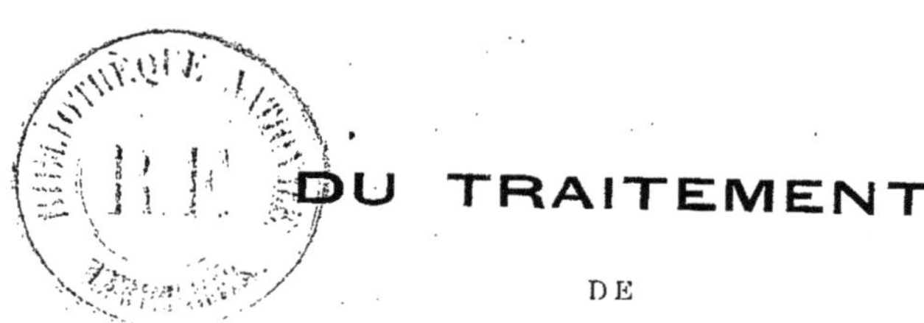

# DU TRAITEMENT

## DE

# L'ÉPILEPSIE ESSENTIELLE

### PAR

## Résection du Sympathique cervical

# DU TRAITEMENT

DE

# L'ÉPILEPSIE ESSENTIELLE

PAR

*Résection du Sympathique cervical*

# DU TRAITEMENT

DE

# L'ÉPILEPSIE ESSENTIELLE

PAR

*Résection du Sympathique cervical*

PAR

## Le Docteur Charles JOJOT

Élève de l'École du Service de Santé Militaire

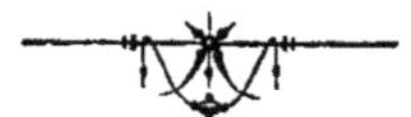

LYON

IMPRIMERIE Paul LEGENDRE & Cie

Ancienne Maison A. WALTENER

*14, rue Bellecordière, 14*

1898

*Au terme de nos études c'est un devoir pour nous d'assurer de notre gratitude nos Maîtres de la Faculté de Médecine et nos Chefs de l'Ecole du Service de Santé militaire.*

*M. le professeur Pollosson a bien voulu accepter la présidence de cette Thèse, c'est un grand honneur dont nous le remercions respectueusement.*

*M. le professeur agrégé Jaboulay a inspiré ce travail. Nous sommes heureux de lui dire ici que nous n'avons pas été moins touché par l'affabilité de son accueil qu'émerveillé par l'originalité de ses vues et par sa virtuosité de chirurgien.*

*M. le professeur agrégé Lannois a mis à notre disposition des documents précieux et nous a éclairé de ses avis judicieux. Nous le prions de croire à notre reconnaissance*

*A l'hôpital militaire où nous avait amené un accident professionnel grave, M. le Médecin principal Pierrot nous a prodigué sa science et son dévouement. Nous avons contracté envers lui une dette que* nous n'oublierons pas : nous l'en assurons respectueusement.

Nous remercions aussi tous ceux qui, en ces circonstances, de près ou de loin, nous ont témoigné de l'intérêt.

Nous aimons à nous rappeler les relations cordiales que nous avons entretenues avec plusieurs de nos camarades de promotion.

# INTRODUCTION

L'idée de cette thèse nous a été suggérée par les nombreux travaux de chirurgie cérébrale auxquels nous avons assisté dans le service de M. le professeur agrégé Jaboulay. Nous avons vu le Maître pratiquer, pour empêcher l'apparition des crises d'épilepsie, non seulement des trépanations chez des jacksonniens, mais des sections nerveuses dans les zônes épileptogènes, des mobilisations de la voûte cranienne chez des épileptiques essentiels, des élongations du pneumogastrique, des résections de différentes portions du sympathique cervical. En dehors de toute préoccupation théorique, et même pendant longtemps à l'insu du maître, nous avons examiné et suivi ses opérés. Il nous a semblé qu'il serait intéressant de réunir les résultats de l'expérience que nous avions ainsi acquise.

Entre toutes ces pratiques chirurgicales, curatives de l'épilepsie, la résection du sympathique cervical appelle plus particulièrement l'attention. C'est à Lyon que, pour la première fois en France, en 1894,

M. Jaboulay est intervenu sur le sympathique. L'opération, conseillée alors par M. le professeur Lépine, a été pratiquée pendant quatre années par M. Jaboulay, et ainsi s'est trouvé constitué, sur cette méthode thérapeutique, un des plus importants documents, depuis la publication d'Alexander.

La sympathectomie dans l'épilepsie n'a pas encore acquis droit d'entrée dans la chirurgie usuelle ; il convient donc d'examiner s'il faut le lui accorder.

Mise actuellement à l'essai dans différentes contrées, elle a attiré l'attention des derniers congrès français de neurologie et de chirurgie, et de l'Académie de Médecine. Notre travail n'est qu'une trop modeste contribution à cette vaste enquête.

Nous voulons parler du traitement de l'épilepsie essentielle, et d'elle seule. Les épilepsies symptomatiques et sympathiques, celles qui ont une cause déterminée, trauma, tumeur, malformation congénitale ou acquise, lésion systématisée des centres nerveux, infection ou intoxication, relèvent évidemment d'autres thérapeutiques mieux en rapport avec leur pathogénie et leur anatomie pathologique.

Nous ne nous sommes pas borné à présenter les résultats opératoires bruts, nous avons cherché sur quelle conception de l'épilepsie, sur quelles données anatomiques et physiologiques le traitement était fondé. Mais nous n'avons pas, non plus, voulu faire une revue encyclopédique des théories émises sur chaque point. Nous avons seulement réuni, à l'appui de chaque donnée, les faits expérimentaux incontestés qui s'y rapportent et, à côté des constatations sur les animaux, nous avons toujours placé les observations cliniques qui pouvaient les corroborer ou les éclairer.

Nous avons examiné les questions suivantes :

1° L'anémie cérébrale par spasme des vaso–constricteurs est-elle la cause de l'attaque d'épilepsie?

2° Anatomie et physiologie du sympathique dans ses rapports avec les centres nerveux.

3° Rôle du sympathique dans l'épilepsie. Effets de sa résection. Résultats des opérations pratiquées sur des animaux épileptiques.

4° Revue historique.

5° Faits cliniques.

Ces derniers ont tous été recueillis dans le service de M. Jaboulay. Mais nous devons à M. le professeur Lannois les observations de ceux des opérés qui avaient antérieurement reçu ses soins dans ses services d'épileptiques de l'hôpital de l'Antiquaille ou de l'hospice du Perron.

Nous n'avons pas cru qu'il y eût intérêt à répéter sur la technique opératoire ce que Chipault (1), Jaboulay (2) et Jonnesco (3) ont déjà décrit par le détail. Nous n'avons pas non plus reproduit les observations qui avaient déjà trouvé place dans différentes publications.

(1) CHIPAULT. — Chirurgie opératoire du système nerveux, Paris, 1894, t. II.

(2) JABOULAY. — *Lyon Médical*, 28 février 1897. Travaux de neurologie chir., 1897.

(3) JONNESCO. — *Arch. prov. de Chir.*, février 1897.

Nous reconnaissons humblement que, pour faire la lumière sur ces problèmes de neuropathologie, pour prononcer sur une thérapeutique qui invoque tant de données physiologiques encore obscures, il faudrait un peu plus que la bonne volonté d'un élève. Et cependant nous ne nous repentirons pas trop de notre tentative, si nos maîtres ont trouvé que nous avons profité de leur exemple et de leur enseignement et fait preuve d'un peu de méthode et d'esprit critique.

# PHYSIOLOGIE PATHOLOGIQUE

## L'anémie cérébrale est-elle la cause de l'attaque d'épilepsie ?

Une thérapeutique, qui aspire à s'élever au-dessus du vulgaire empirisme, doit se justifier par des vues théoriques, en premier lieu par une conception exacte du mécanisme intime des troubles morbides qu'elle prétend entraver. Déterminer la valeur des données de physiologie pathologique qui ont inspiré la sympathectomie dans l'épilepsie, ce sera déjà préjuger de sa valeur pratique.

Le point de départ et l'idée directrice des chirurgiens, depuis Alexander, paraît avoir été : l'anémie cérébrale est la cause de l'épilepsie, l'attaque est produite par un spasme des vaisseaux. C'est ce qu'affirme Chipault (1) : « Le but commun de ces interventions (sur le sympathique cervical) est d'obvier à l'anémie encéphalique aiguë qui caractérise les crises d'épilepsie ». Et c'est ce que Schapiro (2) a

(1) Chipault. — *Gazette des Hôpitaux*, 8 février 1898.

(2) Schapiro. — Etude sur l'épilepsie. Son traitement par la résection du grand sympathique. Th. Paris 1898.

longuement développé dans une thèse récente inspirée par Jonnesco et Tuffier.

Cette doctrine a été soutenue dernièrement encore par M. Hallager (1) Elle date cependant de beaucoup plus loin : des premières découvertes sur les vaso-moteurs. A cette époque il y eut, chez les physiologistes, une tendance à faire jouer, à ces derniers venus dans leur science, un grand rôle. Brown-Séquard, Kussmaul et Tenner, Nothnagel et beaucoup d'autres à leur suite ont ainsi édifié la théorie vaso-motrice de l'épilepsie.

Pour en faire un exposé rationnel, nous prendrons dans leur ordre de succession les éléments constituants du syndrôme épilepsie, et en donnerons l'explication par les phénomènes vaso-moteurs.

En premier lieu, l'aura a été interprétée, par Brown-Séquard (2), comme une violente excitation des fibres excito-motrices, à la suite d'une paralysie de leurs vaisseaux nourriciers. Rappelons que ces fibres sont, d'après Brown-Séquard, distinctes des sensitives, et n'entrent en jeu que dans les actions réflexes.

L'observation courante montre la production fréquente de phénomènes vaso-moteurs avant l'attaque d'épilepsie. Témoin la pâleur du visage, qui accompagne la frayeur et, en général, toutes les émotions asthéniques que les auteurs s'accordent

(1) HALLAGER. — De la nature de l'épilepsie, Paris 1897.
(2) BROWN-SÉQUARD. — Leçon sur les nerfs vaso-moteurs et sur l'épilepsie. Trad. Beni Barde, Paris 1872, p. 110.

à ranger au nombre des causes déterminantes des crises.

Quelle que soit la nature réelle du premier ébranlement nerveux, il est transmis aux centres vaso-moteurs ; centres multiples, localisés par Dastre et Morat (1) dans le bulbe et la moëlle. Ces centres réagissent à l'excitation et produisent une constriction intense du système circulatoire. Féré, François Franck (2) ont constaté au sphygmomanomètre l'excès de tension artérielle qui précède ainsi la crise, et peut rendre compte des ecchymoses, des hémorrhagies, cérébrales et autres, des troubles de la circulation rétinienne constatés dans l'épilepsie. Le spasme des vaisseaux produit à la tête cette lividité que Trousseau, Bland Radcliffe, Brown-Séquard, et tous les observateurs après eux, ont signalée comme un des premiers signes saillants de l'attaque. De cette pâleur du visage, conformément à certaines expériences de Claude Bernard, les physiologistes ont conclu à la production simultanée de troubles de vaso-constriction dans les centres nerveux. Et Brown-Séquard (3), après trépanation, aurait constaté directement chez un cobaye épileptique, auquel il chatouillait la zone épileptogène, que les vaisseaux du cerveau se contractent en même temps que les

(1) DASTRE et MORAT. — Recherches expérimentales sur le système nerveux vaso-moteur. Paris 1884.

(2) DEBOVE et ACHARD. — *Manuel de Médecine*, 8, IV.

(3) BROWN-SÉQUARD. — Leçon faite aux Etats-Unis, en 1856 : « La perte de connaissance dans l'épilepsie dépend d'un spasme des vaisseaux sanguins. »

premiers mouvements convulsifs ont lieu. Doyen de Reims, cité par Jonnesco (1), aurait observé l'anémie cérébrale chez un épileptique qu'il trépanait en état de mal.

L'anémie cérébrale ainsi admise allait engendrer tous les autres phénomènes de l'attaque et, en premier lieu, la chute. Les centres opto-striés, les pédoncules cérébraux sont insuffisamment irrigués ; les contractions musculaires, dont résultait la station debout, cèdent, l'individu s'affaisse.

Il perd en même temps connaissance. Astley Cooper avait établi cette conséquence de l'anémie encéphalique, par ses expériences. Il lie ou comprime les artères carotides et vertébrales d'un chien, et détermine la suppression presque subite de la motilité volontaire et de la sensibilité. Vulpian (2) arrivait au même résultat en répétant cette expérience, ou, par une technique différente, en injectant de l'eau chargée de poudre de lycopode dans les artères vertébrales ou carotides. Mais, il faisait remarquer que les phénomènes obtenus différaient de l'attaque d'épilepsie par la lenteur de leur production. « Après deux ou trois secondes, l'animal s'agite, se plaint, pousse des cris ; puis, le voilà qui devient immobile, il y a perte absolue de mouvement volontaire. » Cependant Frédéricq admet comme démontrée la perte de connaissance par

(1) JONNESCO. — *Archives provinciales de Chirurgie*, février 1897.

(2) VULPIAN. — Leçons sur l'appareil vaso-moteur. t. II, p. 102, Paris 1875.

anémie cérébrale ; si l'occlusion des artères a donné
des effets variables, « c'est qu'on ne peut jamais
affirmer que la privation de sang est complète » et
que « la circulation collatérale se développe rapidement. »

Mais l'anémie des centres nerveux détermine
aussi, par elle seule, les convulsions. Brown-
Séquard, il est vrai, faisait intervenir ici l'accumulation de l'acide carbonique dans le sang, par arrêt
de la respiration ; mais d'autres partisans de la
théorie vaso-motrice se contentent, comme explication, des troubles circulatoires, en dehors de toute
toxhémie. « Tout le monde, dit Frédéricq, reconnaît
l'énorme excitation bulbo-protubérantielle consécutive à l'anémie cérébrale ». Kussmaul et Tenner (1)
montraient qu'une abondante hémorrhagie suffit, à
elle seule, à déterminer les convulsions. Nothnagel (2) observe que si l'excitation du sympathique
ne suffit pas à déterminer les convulsions, celles-ci
se produisent, quand une saignée a été pratiquée au
préalable. Hermann et Escher (3) obtiennent chez le
lapin et le chat des attaques épileptiques par l'anémie cérébrale produite par ligature des artères.
Enfin, tout récemment, Gutnikow (4) place un animal

(1) Kussmaul et Tenner. — *Journal de la physiologie de l'homme
et des animaux,* 1858, p. 201.

(2) Nothnagel. — Des nerfs vaso-moteurs du cerveau,
Virchow's Archiv., 1867, anal. in *Gaz. hebdom.*, 1867, p. 750.

(3) Hermann et Escher. — Ueber die Kraempfe der circulations
Stœrungen in Gehirn, 1870.

(4) Gutnikow. — Pflüger's Archiv. — 1891.

atteint d'épilepsie expérimentale sur un appareil centrifuge parallèlement à un rayon. L'animal vivant, les centres vaso-moteurs combattent la force centrifuge, et il y a anémie cérébrale quand la tête est à la périphérie, hypérémie dans le cas inverse. Quand Gutnikow produit l'anémie cérébrale, chez les animaux épileptiques, les attaques sont augmentées, elles sont diminuées quand il produit l'hyperémie.

Ces faits semblent concorder à établir que, par elle seule, l'anémie cérébrale peut produire les convulsions. Mais, les défenseurs de la théorie vaso-motrice n'admettent pas tous l'action directe de la vaso-constriction. Pour S. Mayer (1), « quand les substances terminales nerveuses (centrales ou périphériques) sont soustraites à leur nutrition normale pendant un certain temps... Alors, elles répondent au moment du retour à la nutrition normale par des phénomènes d'excitation plus ou moins intenses. » Ce serait donc la vaso-dilatation consécutive au spasme des vaisseaux, qui déterminerait les convulsions.

L'excitation produit les mouvements dans les bulbes oculaires, et les deux ordres de convulsions, toniques et cloniques. Il n'y aurait entre elles aucune différence d'origine, seulement une différence dans la fréquence des contractions. Au début, l'excitation produite par l'anémie cérébrale serait très intense

---

(1) S. MAYER. — Sitz. b. d. K. Ak. Wiss. Wien LXXXIII, ueber ein Gesetz der Erregung der terminaler Substanz.

et les convulsions subintrantes aboutiraient à un spasme tétanique des muscles, les convulsions toniques. Les centres se fatigueraient, ne produiraient plus de convulsions qu'à intervalles plus éloignés, d'où les convulsions cloniques.

Mais l'excitation violente des centres vaso-moteurs finirait par épuiser ces centres eux-mêmes. Le spasme des vaisseaux des centres nerveux disparaîtrait, ferait place à une vaso-dilatation paralytique intense. Cette vaso-dilatation expliquerait à son tour les phénomènes suivants :

A la lividité de la face fait suite une congestion presque cyanotique, qui concorde bien avec un trouble vaso-moteur. Dans l'encéphale même la vaso-dilatation produirait une congestion vraie avec stertor, coma, phénomènes pseudo-paralytiques... C'est la troisième période de la crise classique d'épilepsie. L'écume elle-même a été expliquée par une excitation fonctionnelle des glandes salivaires, par suractivité de la circulation.

De cette théorie d'ensemble, si séduisante, et qui semble embrasser jusqu'aux moindres phénomènes, nous devons retenir d'abord le principe fondamental : l'anémie cérébrale est la cause de l'attaque. Avec Vulpian, nous rejetons comme insuffisamment convaincantes les analogies supposées entre les phénomènes vaso-moteurs de l'encéphale et ceux que l'on observe à la face et sur les muqueuses. Les constatations faites directement sur le cerveau par des trépanations sont beaucoup plus probantes. Mais, quelque attention que méritent les faits signalés par Brown-Séquard et Doyen, l'anémie cérébrale est loin d'avoir été observée au début de toutes les attaques, comme ce devrait être, si elle était liée à ces phénomènes pathologiques par une relation de causalité. Ferrier (1) a toujours vu, quand il provoquait chez un animal une attaque en faradisant la surface des hémisphères cérébraux, que le premier phénomène était une hyperémie de cette surface. Et Vulpian (2), qui a répété exactement les expériences de Brown-Séquard, n'a pas observé de modification des vaso-moteurs. Après avoir rendu un cobaye épileptique, en coupant le sciatique et arrachant le bout central, il a trépané l'animal et provoqué des crises : « il n'y a pas eu de changement de couleur de la substance grise, que l'on voit très nettement à travers les membranes, pas le moindre resserrement appréciable des vaisseaux de la pie-mère. » On pourrait objecter les différences entre ces épilepsies expérimentales et l'épilepsie vraie, mais le fait signalé par Doyen a été démenti par plusieurs autres chirurgiens (Voyez Jonnesco) (3).

Il est vrai que les partisans de l'anémie cérébrale comme facteur de la crise d'épilepsie ont avancé d'autres arguments, d'ordre clinique. Les états ané-

---

(1) FERRIER. — Experimental researches in cerebral physiology and pathology. London, 1873. Trad. fr. de M. Duret, p. 10.

(2) VULPIAN. — Leç. sur l'app. vaso-mot., t. II, p. 131, 3e fait.

(3) JONNESCO. — *Arch. prov. de Chir.*, février 1897.

miants, comme la syphilis ou la sénilité, peuvent
engendrer l'épilepsie; au contraire, les affections
qui déterminent de la congestion cérébrale entraî-
nent la suppression des attaques. A l'appui de cette
doctrine vient le vieux précepte d'Hippocrate : *Quar-
tana epilepsiæ vindex appelatur.* D'après Van
Swieten, Portal, Esquirol, les fièvres éruptives, les
affections aiguës de la tête, de la poitrine, de l'abdomen, le rhumatisme aigu fébrile, la septicémie,
l'érysipèle, exercent une action suspensive et même
curative sur les crises. C'est d'après ces observations multiples que Marie (1) conseille de traiter
l'épilepsie par les injections de toxines micro-
biennes.

Malheureusement à ces faits cliniques on pourrait en opposer d'autres qui démontreraient, d'une
façon non moins préremptoire, la théorie inverse.
Qu'est-ce donc, en effet, que l' « épilepsie plétho-
rique », à laquelle tant d'auteurs ont cru, et qui
n'est peut-être disparue de l'horizon médical que
parce que les tempéraments pléthoriques se font
rares ? La saignée n'a-t-elle pas été préconisée
contre l'épilepsie par Hoffmann, l'artériotomie de la
temporale et un régime anémiant par Tissot ?
Alexander ne faisait-il pas encore la ligature des
vertébrales en 1880 à Liverpool, Sidney Jones,
en 1887 à Londres, et Baracz à Lemberg, en 1888 ?
Rivière et Portal parlent d'épilepsie congestive,

(1) MARIE. — *Semaine Médicale,* 14 juillet 1892.

Kussmaul (1) attribue à la stase veineuse, par trouble de la circulation générale, les attaques chez les dyspnéiques et les asthmatiques. Lemoine (2) rapporte des cas d'épilepsie par congestion cérébrale dans les affections mitrales. M. Lannois, dans des expériences déjà anciennes, a vu des attaques se produire chez des animaux asphyxiés. Chez l'homme même, on a cité des cas où un obstacle matériel à la circulation a déterminé la congestion cérébrale et des attaques (Voir Emmanuel (3), observations et réflexions sur un accès épileptique, suite de la strangulation, et Beardsley (4), attempt at strangulation producing epilepsy).

Aussi, de cette excursion sur le terrain de la clinique ne voulons-nous rien garder, si ce n'est cette constatation que ni les chirurgiens, ni les neuropathologistes ne nous ont donné la confirmation de la théorie de l'anémie cérébrale, cause efficiente de l'attaque. Nous nous retrouvons donc en présence des seules doctrines physiologistes.

Il faut reconnaître que des phénomènes vasomoteurs importants font partie intégrante du syndrome épilepsie. Reste à déterminer, si entre les symptômes d'ordre circulatoire et les autres phénomènes, il existe une relation de causalité. Les centres

(1) KUSSMAUL. — Die Hirnhyperaemie als causalmoment der épilepsie. Wuzbourg, 1878.

(2) LEMOINE. — Th. Lebel, 1883. Des épilepsies par troubles de la circulation.

(3) EMMANUEL. — *Journ. gén. de méd., chir. et pharm.*, 1806.

(4) BEARDSLEY. — *Lancet*, 1856, t. I., p. 144.

vaso-moteurs sont-ils excités en même temps que les autres centres et parce que les autres sont excités, ou reçoivent-ils antérieurement aux autres une excitation qu'ils leur transmettent ?

Rappelons que les troubles vaso-moteurs n'ont pas été, dans toutes les crises, le premier phénomène constaté. Pour Marshall Hall, le point de départ de la crise, c'était le spasme de la glotte; pour Vulpian (1), « des convulsions, mouvements giratoires, etc., peuvent se manifester quelquefois avant la pâleur de la face et, par conséquent, avant que les troubles de la circulation ne puissent être assez prononcés pour produire l'excitation de ces centres ».

Mais, la théorie vaso-motrice de l'épilepsie s'est heurtée à des objections plus graves, de la part des physiologistes. Une différence considérable sépare l'attaque d'épilepsie, frappant brusquement le sujet, qui tombe comme foudroyé, et ce spasme des artérioles, qui est sensé la produire, avec ses fibres lisses, à contraction lente.

Aucun des expérimentateurs, ni Fritsch, ni von Hitzig, ni Carville et Duret, ni Ferrier n'ont jamais constaté *de visu*, un spasme des vaisseaux et des capillaires, par excitation de l'écorce cérébrale. Inversement, ils n'ont jamais vu non plus une vaso-dilatation, précéder la mise en activité du cerveau. Sur un sujet à crâne perforé, si on examine à la loupe, le cerveau, ou si on enregistre ses change-

_________

(1) VULPIAN. — *Loco citato.*

ments de volume, on ne voit un acte psychique provoquer de la vaso-dilatation cérébrale, qu'au bout
de quelque temps, et le phénomène persiste longtemps après la cessation de l'acte psychique. Il y a
indépendance des deux ordres de phénomènes. Et
il en est de même pour tous les organes. Le professeur Morat a montré que la salivation, par excitation
du sympathique, était indépendante de tout accrois-
sement de circulation.

Mais, quittons les faits particuliers, pour nous
élever aux considérations de la physiologie générale : « L'anémie ou la congestion des organes ne
sont jamais la cause directe des phénomènes ».
(Pr Richet) (1). « D'une part, les organes constituent
des réserves, en sorte que l'énergie des combustions
n'est pas à la merci des afflux sanguins. D'autre
part, pour que l'activité d'un organe se manifeste, il
faut une condition nouvelle, une force de dégagement sans laquelle l'énergie en tension, dans l'organe, n'est pas libérée. Dans l'économie, ladite force
de dégagement est apportée par les nerfs moteurs ;
c'est l'excitation. Toujours les modifications circulatoires sont secondaires. Ce sont les organes qui,
par l'intermédiaire de leurs nerfs sensitifs, provo-
quent les phénomènes vaso-moteurs, destinés à
proportionner la circulation aux besoins créés par
le fonctionnement » (Morat et Doyon) (2). Chercher
la cause d'un phénomène, comme l'attaque d'épi-

(1) RICHET. — Dict. de phys., article circulation.
(2) MORAT et DOYON. — Traité de physiologie, 1899, t. I.

lepsie, dans l'anémie cérébrale, c'est aller à l'encontre de ces lois générales de la physiologie.

Et nous pouvons conclure que « le rôle de l'appareil nerveux vaso-moteur dans l'épilepsie expérimentale, et dans l'épilepsie observée chez l'homme, doit être considéré comme nul ou presque nul. Les nerfs vaso-moteurs sont hors de cause, lors de la production de l'*aura epileptica*. Enfin lorsqu'il s'agit des attaques d'épilepsie, on est en droit de rechercher l'explication de la pâleur de la face dans une excitation de la région des centres nerveux qui donne naissance aux nerfs vaso-moteurs de cette partie du corps. D'autre part, il est possible qu'une constriction vasculaire ait lieu aussi dans l'encéphale, mais rien ne prouve nettement, directement, qu'elle soit la cause de la perte de connaissance qui a lieu dans les premiers moments de l'accès » (Vulpian) (1).

Nous pourrions nous arrêter sur cette condamnation, mais il est piquant de rappeler que le père de la doctrine, Brown-Séquard, lui-même, est venu sur le tard à récipiscence. Dès 1883, dans une communication à l'Académie des Sciences, il confessait son erreur, et, en 1891, à propos des sympathectomies pratiquées par Alexander dans l'épilepsie, il écrivait : « Il est certain que dans l'épilepsie, comme dans le sommeil, l'anémie cérébrale n'est pas la cause de la perte de connaissance, et il est extrême-

---

(1) Vulpian : *Loco citato*.

ment probable que la cessation d'activité du cerveau, dans le sommeil hypnotique ou normal, dans le petit mal, dans l'accès complet d'épilepsie... dépend d'un acte inhibitoire » (1).

(1) BROWN-SEQUARD : Archives de Physiologie, 1891, p. 216.

# ANATOMIE ET PHYSIOLOGIE DU SYMPATHIQUE

## dans ses rapports avec les centres nerveux.

En regard du phénomène morbide, l'attaque d'épilepsie, nous esquissons maintenant à grands traits l'organe qui régente la circulation intracranienne, le système sympathique.

De ses principales fonctions on pourra déduire, au moins théoriquement, l'influence de son excision sur l'épilepsie.

Rappelons que ce système de la vie organique est constitué par deux longs cordons situés de chaque côté de la colonne vertébrale, présentant de distance en distance des renflements, les ganglions sympathiques. Ces ganglions sont reliés par les *rami communicantes* à la moëlle, qui renferme, entre autres, des centres vaso-moteurs ; ils émettent des branches efférentes viscérales, glandulaires, vasculaires, qui s'entrecroisent et forment des plexus présentant des renflements ganglionnaires.

D'après les théories classiques, il n'y aurait pas de

sympathique intracranien proprement dit : le grand
sympathique commence seulement à l'atlas ; la
tête, avec le cerveau, recevrait ses rameaux sympathiques de la portion cervicale. Le sympathique, situé au cou, en avant de l'aponévrose préver-
tébrale, et derrière le paquet formé par la carotide,
la jugulaire et le pneumogastrique, présente trois
ganglions : supérieur, moyen, inférieur. Ces ganglions reçoivent des rameaux afférents du plexus
cervical, mais sont peut-être aussi, par eux-mêmes,
de véritables centres d'action ; ils envoient des branches à la tête, au pharynx, à l'œsophage, au larynx,
au corps thyroïde, au cœur.

Au point de vue de la circulation cérébrale, le
sympathique cervical agit par deux grandes voies :
le plexus carotidien, qui part du ganglion cervical
supérieur et suit la carotide interne, et le plexus
vertébral, qui part du ganglion cervical inférieur et
suit les artères vertébrales. Pénétrés dans le crâne,
les deux plexus vont se confondre en enveloppant
dans un vaste réseau tout le système vasculaire
cérébral.

Pour Chipault (1), l'action du ganglion cervical
inférieur est douteuse ; elle est, en tout cas, insigni-
fiante ; on peut chirurgicalement la négliger. Mais,
ce n'est pas l'opinion de Jonnesco (2) qui résèque
avec soin le ganglion cervical inférieur, et les expériences des physiologistes établissent l'action du
plexus vertébral.

(1) CHIPAULT. — *Gaz. des Hôpitaux*, 8 février 1898.
(2) JONNESCO. — *Arch. prov. de Chir.*, février 1897.

Les données anatomiques font déjà entrevoir l'importance de l'action du sympathique cervical sur la circulation intra-cranienne. La présence de fibres vaso-constrictives a été d'abord constatée dans le sympathique. Dès 1853, Cl. Bernard (1) observait, « en faisant pénétrer un thermomètre, que cette élévation de température qu'on apprécie superficiellement après la section du sympathique, s'étend également aux parties profondes et même dans la cavité cranienne et dans la substance cérébrale. Cela se remarque mieux après l'extirpation des ganglions sympathiques. Le sang lui-même qui revient des parties ainsi échauffées possède une température plus élevée » et, d'autre part, « lorsqu'on galvanise le nerf sympathique coupé, ce n'est pas seulement la papille qui reprend son élargissement, mais tous les autres phénomènes qui avaient suivi la section du nerf disparaissent également. La vascularisation des parties s'efface, et leur température baisse au-dessous de l'état normal ».

Ces expériences ont été reprises avec le même résultat par Donders et van der Becke Callenfells (2).

Nothnagel (3) sectionne le sympathique cervical chez des animaux préalablement trépanés. Il cons-

(1) Claude BERNARD. — Leçon sur la physiologie et la pathologie du syst. nerveux, 1858, p. 493 et 498.

(2) DONDERS et VAN DER BECKE CALLENFELLS. — De l'influence des nerfs vaso-moteurs sur la circulation et la température, *Zeitschrift fur ration. medic.*, 1855, t. VII.

(3) NOTHNAGEL. — Des nerfs vaso-moteurs du cerveau, *in* Virchow's Archiv., anal. *in Gaz. hebd.*, 1867, p. 750.

tate sur le cerveau de l'hypérémie du côté correspondant à la section. Il excite l'extrémité céphalique
du cordon sympathique et il voit les vaisseaux de la
pie-mère se resserrer.

Vulpian (1), sur un lapin non curarisé, trépané,
sectionne les deux sympathiques cervicaux, excite
par un courant intermittent, le bout supérieur du
cordon gauche. Les vaisseaux de la pie-mère du côté
gauche se resserrent. Quand l'excitation cesse, les
vaisseaux resserrés se dilatent très rapidement.

L'existence des fibres vaso-constrictives dans le
sympathique est ainsi bien établie. MM. Dastre et
Morat ont observé aussi des antagonistes vaso-dilatatrices, dont le nombre va en augmentant à mesure
que l'on se rapproche de la moëlle. Le système gan-
glionnaire ou sympathique serait ainsi un système
double contenant des éléments excitateurs de la
fonction et des éléments inhibiteurs. MM. Dastre
et Morat (2) ont procédé, dans leur démonstra-
tion, par une série de sections et d'excitations : ils
sectionnent d'abord la moëlle au-dessous de la région cervicale et excitent le segment inférieur ;
puis, ils sectionnent et excitent le bout périphé-
rique, des racines antérieures, des *rami communicantes*, de l'anneau de Vieussens, du cordon
cervical sympathique. En se plaçant dans des conditions déterminées, les auteurs ont produit des phénomènes manifestes de congestion dans la région

(1) VULPIAN. — Leçons sur l'appareil vaso-moteur, t. II. p. 122.
(2) DASTRE et MORAT. — Recherches expérimentales sur le
syst. nerveux vaso-moteur, Paris, 1884.

bucco-faciale. A côté des fibres vaso-constrictives, il y en aurait de vaso-dilatatrices qui partiraient de la région dorsale de la moëlle et suivraient ce trajet.

Mais, le sympathique est-il réduit à ce rôle vaso-moteur? Ou, en dehors de toute influence sur la circulation, aurait-il par lui-même une action trophique sur les tissus qu'il innerve? Voilà assurément une question qui nous intéresse au plus haut point. Si on la résoud par l'affirmative, la sympathectomie pourra avoir sur l'épilepsie une action indirecte, mais efficace, par modification de l'état de nutrition des centres nerveux.

MM. Morat et Doyon (1) ont observé expérimenta-lement des troubles trophiques apparents après la section du sympathique cervical. « Cette section est quelquefois suivie dans la région faciale, dans le globe oculaire, d'altérations locales de la nutrition, tout à fait semblables à celles qui relèvent de la section du trijumeau. A la vérité ces désordres ne peuvent pas être provoqués en coupant le sympathique, presque à coup sûr, comme il arrive pour la cin quième paire. Mais, en conservant les animaux plusieurs semaines, et en les examinant attentivement, on a chance de rencontrer du dépoli de la cornée, de la déformation de la paupière, de la chute des cils, des ulcérations du bord de la lèvre inférieure, un œdème douloureux de cette lèvre; et, tout récemment, sur un lapin, nous avons vu une cataracte molle avec adhérence de l'iris ».

(1) Morat et Doyon. — Troubles consécutifs à la section du grand sympathique. Séance de l'Ac. des Sc., 13 juillet 1896.

A l'appui de ces expériences viennent les nombreux troubles trophiques que la clinique attribue aujourd'hui à des lésions du sympathique, et en premier lieu ceux de la face (Morat et Doyon, ibid.) Le sympathique pourrait ainsi ne pas agir seulement par des troubles circulatoires dans la pathogénie du glaucôme, du goître exophthalmique, de la gangrène symétrique des extrémités. M. Lannois a observé chez des épileptiques la mélanodermie, que l'on trouve aussi dans quelques névroses et le goître exophthalmique, et qui est, pour lui, un trouble trophique attribuable au sympathique.

Mais il est difficile de faire autre chose qu'évoquer l'idée de ce rôle trophique possible du sympathique cervical. Les physiologistes n'ont pas encore fait l'accord sur la manière dont s'exerce cette action trophique; et les chirurgiens, comme toutes nos observations le montrent, n'ont pas constaté de troubles apparents de nutrition à la suite des sympathectomies pratiquées dans un but thérapeutique.

La raison en est-elle qu'ils n'ont pas excisé tout le sympathique cervical? Ainsi se trouvera soulevée la grosse question de l'existence de rameaux sympathiques allant directement aux centres nerveux sans passer par la voie du cordon cervical.

En 1867, Nothnagel (1) observa qu'après l'arrachement du ganglion cervical supérieur, on peut encore provoquer un rétrécissement des artères de

(1) NOTHNAGEL. — *Loco citato.*

la pie-mère en excitant vivement le nerf crural d'un
côté.

En 1871, Riegel et Jolly (1) ont reproduit cette
expérience avec un résultat négatif. Mais ils men-
tionnent, dans leur technique, l'emploi d'anesthési-
ques et du curare.

Vulpian (2) n'a pas obtenu les effets signalés par
Nothnagel sur l'encéphale, mais les admet comme
vrais, d'après les phénomènes qu'il a obtenus à
l'iris et à l'oreille. Il croit à l'existence de fibres
vaso-motrices allant directement de la moëlle aux
régions intra-craniennes, sans traverser même le
ganglion cervical supérieur.

Dastre et Morat (3) ont montré qu'à côté du sympathique cervical, tirant ses origines de la moëlle, il
existe d'autres systèmes qui ont leurs origines dans
le bulbe rachidien et accompagnent dans leur trajet
les nerfs craniens, le trijumeau en particulier.
« C'est ainsi qu'une section faite sur la chaîne sympathique cervicale ne supprime qu'une portion des
éléments ganglionnaires du trijumeau, d'où l'ab-
sence complète des troubles trophiques » (Morat et
Doyon) (4).

Mais alors la sympathectomie, dans l'épilepsie,

(1) Riegel et Jolly. — Virchow's Archiv., 1871 (t. LII, p. 218).

(2) Vulpian. — *Loco citato.*

(3) Dastre et Morat. — Recherches sur le syst. nerv. vaso-
moteur.

Morat. — Arch. de Phys., 1891, 1892, etc. Acad. des Sc., mai,
juillet 1897. *Presse médicale*, 22 décembre 1897.

(4) Morat et Doyon. — Commun. à l'Acad. des Sciences,
juillet 1897.

n'a pas une action définitive. Des suppléances peuvent se produire, et les fonctions reprendre leur cours comme avant l'intervention.

Nous admettons donc, contrairement aux doctrines du professeur Léonard Hill (1) reprises récemment par Donath, à la suite de ses insuccès dans le traitement de l'épilepsie par la sympathectomie, qu'il existe des vaso-moteurs agissant sur le cerveau, et que ces vaso-moteurs sont sous la dépendance du sympathique cervical renfermant des fibres constrictives et dilatatrices. Nous admettons aussi que le sympathique cervical peut avoir sur l'encéphale une action trophique indépendante de tout phénomène circulatoire. Mais, à côté des rameaux sympathiques venus par la chaîne cervicale, les centres nerveux en reçoivent d'autres, venus des centres médullaires ou bulbaires, soit directement, soit en suivant les nerfs craniens.

(1) Léonard HILL. — *Journal of Physiology*, t. XVIII.

# ROLE DU SYMPATHIQUE DANS L'ÉPILEPSIE

## Effets de sa résection. — Résultats des opérations pratiquées sur les animaux.

Notre exposé des phénomènes vaso-moteurs de l'attaque épileptique et des théories qui en ont été déduites, les données sommaires que nous avons rappelées sur les fonctions du système sympathique, laissent entrevoir comment a pu être attribué au sympathique un rôle prédominant dans la pathogénie de l'épilepsie.

Des constatations anatomo-pathologiques ont bientôt paru donner une base sérieuse à cette conception. Echeverria a noté chez les épileptiques les altérations suivantes du sympathique cervical : « Dans 15 cas qu'il a examinés, les cellules des ganglions cervicaux étaient granuleuses, remplies de pigment, et leur tissu conjonctif hyperplasié » (Cité par Grasset) (1). Les chirurgiens qui ont pratiqué la sympathectomie dans l'épilepsie ont observé, de leur côté, des lésions macroscopiques : Alexander (2)

(1) GRASSET. — Maladies du syst. nerveux, 1886, t. II, p. 1083.
(2) ALEXANDER.—The treatment of epilepsy. Edinburgh, 1889.

— 34 —

a trouvé le ganglion cervical supérieur adhérent au pneumogastrique (voir ses Obs. VII et XVI), hypertrophié et ramolli (Obs. VI). Bogdanik (1) a relevé des ecchymoses du sympathique cervical. Jonnesco (2) a, lui aussi, constaté des lésions, « le cordon nerveux présente une hyperémie intense ». Chipault (3) a trouvé chez un des épileptiques qu'il a traités par la sympathicectomie, « sur la continuité du nerf, au-dessous du ganglion supérieur, une tumeur encapsulée et sans adhérences, du volume d'une grosse noix. » A l'examen microscopique, cette tumeur a prouvé être un myxôme du sympathique. Quant à M. Jaboulay, il a observé, dans presque toutes ses opérations, des lésions du sympathique : pigmentation, hyperémie, variation de grosseur (Voir, entre autres, nos observations X et XIII); mais ce n'étaient là, pour lui, que des lésions banales sans rapport de causalité avec l'épilepsie. De fait, les chirurgiens qui semblent s'accorder sur l'existence de lésions, en ont signalé de très différentes. N'a-t-on pas aussi confondu quelquefois avec un état pathologique de simples variations anatomiques? C'est ainsi que les ganglions surnuméraires, les ganglions dédoublés sont fréquents ; Scarpa a vu le ganglion moyen plus gros que l'inférieur; d'autres ont observé un dédoublement du cordon nerveux, des variations dans sa grosseur.

(1) BOGDANIK. — Sympathicus Resection bei genuiner Epilepsie : *Wiener med. Presse*, 1893.

(2) JONNESCO. — *Loco citato*.

(3) CHIPAULT. — *Gazette des Hôpitaux*, 19 avril 1898, Obs. 2.

Quant aux lésions microscopiques signalées par Echeverria, « on peut se demander, avec Nothnagel, si cette accumulation de pigment a une signification quelconque, depuis que Lubinoff a montré qu'elle est normale chez les gens âgés, et même chez des personnes jeunes ayant succombé à toute autre chose que l'épilepsie » (Grasset) (1).

Les expériences des physiologistes n'établissent pas non plus d'une manière convaincante que l'excitation du sympathique peut produire l'épilepsie. Il est vrai que Brown-Séquard (2) a obtenu des convulsions en excitant le sympathique abdominal, et que Prévost et Waller (3) auraient observé, chez un lapin, par l'excitation électrique du bout céphalique des sympathiques cervicaux, l'apparition des convulsions. Mais Nothnagel n'a obtenu de résultats positifs que chez des animaux mis, par saignée, dans un état pathologique. Et Vulpian (4), en répétant les mêmes expériences, n'a obtenu que des faits négatifs ; chez le chien ou chez le lapin, il a électrisé le bout supérieur du cordon cervical sectionné sans jamais obtenir de convulsions, quel que fût l'intensité du courant électrique employé.

Nos observations cliniques nous ont paru confirmer les expériences négatives de Vulpian. Au

(1) Grasset. — *Loco citato.*
(2) Brown-Séquard. — *Researches on epilepsy*, Boston, 1856.
(3) Prévost et Waller. — Comptes-rendus de la Société de Biologie, 1871, p. 142.
(4) Vulpian. — Leçons sur l'app. vaso-mot., t II, p. 125; expérience 1 et expérience 2, p. 123.

moment où, dans la sympathectomie, l'opérateur
sectionne le cordon cervical, il se produit une excitation indéniable, qui se révèle par une accélération
du cœur, persistant quelquefois pendant plusieurs
heures, et jamais, à ce temps opératoire, nous
n'avons observé la production de crise d'épilepsie.
Les états de mal que nous signalons dans plusieurs
de nos observations, avaient débuté, pour la plupart,
avec l'anesthésie, et ont toujours été sans relation
avec une excitation du sympathique.

Mais Brown Séquard reconnaissait lui-même ce
que ses expériences et celles de Prévost et Waller
avaient de variable. Il cherchait à expliquer les
résultats négatifs incontestables parce que « la
cause des convulsions dans l'épilepsie serait plus
active que l'irritation galvanique ».

Ce n'est plus, dans ce cas, le sympathique seul qui
est la cause de l'attaque, et l'on ne peut espérer, par
son excision, supprimer un organisme malade et
devenu dangereux. Il ne sert plus qu'à transmettre
des centres vaso-moteurs déjà ébranlés à l'encéphale et au bulbe l'excitation qui va produire
l'ischémie cérébrale avec ses conséquences : perte
de connaissance, convulsions, etc... Nous arrivons
ainsi à une seconde conception de l'action du sympathique dans l'épilepsie. Elle admet, également,
l'action curative de la sympathectomie, qui supprime l'organe transmetteur de l'ébranlement nerveux et empêche l'ischémie cérébrale.

La critique que nous avons faite de la théorie
vaso-motrice de l'épilepsie nous dispense d'insister

ici davantage. L'espoir de rendre par la sympathectomie la production de l'attaque d'épilepsie impossible est condamné *a priori* par les données physiologiques connues. Et, même si la théorie de l'attaque
par anémie cérébrale était exacte, l'excision du
sympathique cervical ne détruirait pas tout le système sympathique intra-cranien, et des faits de
suppléance se produiraient bientôt.

Plus modestement, la sympathectomie dans l'épilepsie pourrait avoir l'ambition de modifier l'état
de nutrition du cerveau. L'opération détermine,
d'après les données physiologiques que nous avons
remémorées, une vaso-dilatation énergique. Un
flot de sang va ainsi envahir la substance cérébrale
encombrée de toxines, œdématiée ou même sclé-
rosée, va balayer les déchets de désassimilation
accumulés dans les cellules et les tissus nerveux,
entraîner les toxines, auxquelles on fait jouer un si
grand rôle aujourd'hui dans la pathogénie de l'épilepsie. La vaso-dilatation apportera en échange au
cerveau des éléments nutritifs plus abondants. Ses
conditions d'existence seront ainsi heureusement
modifiées, et il en résultera pour lui une vitalité
nouvelle, qui pourra mettre un terme aux phénomènes d'hyperexcitabilité morbide.

Mais, par suite de faits de suppléances, les modifications circulatoires ne sont jamais définitives.
« Elles doivent disparaître comme la perturbation
vasculaire de la face et des muqueuses de la face,
qui, expérimentalement, cesse au bout de 2 ou 3 mois.

Et, s'il en est ainsi, l'amélioration ne saurait être que passagère » (Jaboulay) (1).

Il est vrai que le changement d'état du cerveau, après la sympathectomie, pourrait être expliqué, en dehors des phénomènes vaso-moteurs, par une action trophique directe. L'excitabilité des éléments nerveux ou leur état de nutrition pourraient ainsi être heureusement transformés. Mais, ce que nous avons dit, à propos des fonctions du sympathique cervical, de son rôle trophique, montre que cette action est encore très hypothétique, et ne saurait être présentée qu'avec toutes les réserves possibles.

Les considérations théoriques ne justifient donc pas suffisamment le traitement de l'épilepsie par la section du sympathique. C'est tout au plus si l'on peut admettre une action mal déterminée et de durée variable sur la nutrition du cerveau.

Les expériences faites dans les laboratoires concordent entièrement avec ces conclusions. Longtemps avant que les chirurgiens, à la suite d'Alexander, aient fait passer cette méthode thérapeutique dans la pratique chirurgicale, les physiologistes avaient recherché, dans un but théorique, l'effet de l'excision du sympathique sur l'épilepsie expérimentale. On sait que l'on peut, à volonté, rendre épileptique un animal, surtout prédisposé comme le cobaye, en arrachant une portion du nerf sciatique, en faisant une hémisection de la moelle, en percutant le crâne, etc. On détermine la crise en irritant la zone épileptogène.

(1) JABOULAY. — *Lyon Médical*, 27 février 1898.

Nous n'insisterons pas sur les premières expériences faites dès 1853 et les années suivantes par Brown-Séquard (1). Le fait est que, dès cette époque, il avait observé que, après l'enlèvement des ganglions cervicaux supérieurs, il pouvait encore provoquer des convulsions. Mais, comme il l'a reconnu plus tard, il avait été trompé par des idées préconçues, et s'était efforcé de différencier ces convulsions de l'épilepsie vraie. Nous nous en tiendrons aux résultats des dernières expériences du maître, en 1884, à la suite desquelles, il concluait : « J'ai pu produire l'attaque convulsive complète, avec perte de connaissance, chez des animaux ayant eu les deux nerfs grand sympathiques coupés au cou, et chez lesquels, conséquemment, la circulation n'a pu être arrêtée » (2).

Vulpian avait déjà reproduit ces expériences avec des résultats absolument concluants sur un cobaye âgé de 12 jours. On arracha le bout central du nerf sciatique gauche, le 23 septembre. Le 6 octobre, on détermine une attaque complète d'épilepsie par le froissement de la peau de la joue gauche. Le jour suivant, on provoque de nouvelles attaques par le même moyen (3).

(1) BROWN-SÉQUARD. — Researches on epilepsy, 1856. — *Journal de la Physiologie de l'homme et des animaux*, 1858. — Communication à la Société de Biologie, 1869, etc.

(2) BROWN-SÉQUARD. — Comptes rendus de l'Académie des Sciences, 12 février 1883.

(3) VULPIAN. — Leçons sur l'app. vaso-moteur 1875, t. II, p. 128.

Le 18 octobre, après avoir produit de la même façon une nouvelle attaque, on arrache les deux ganglions cervicaux supérieurs. Cet arrachement est absolument complet. Le 20 octobre, on froisse la peau de la zone épileptogène. Une attaque d'épilepsie a lieu, entièrement semblable à celles qui avaient été observées avant l'arrachement des deux ganglions cervicaux supérieurs. Ces attaques ne diffèrent en rien de celles que l'on détermine un moment après, chez un autre cobaye du même âge, ayant eu le nerf sciatique gauche rompu de la même façon et le même jour, mais chez lequel les ganglions cervicaux n'ont pas été arrachés.

Le 23 octobre et le 2 novembre, on a répété l'expérience : chaque fois, le froissement de la zone épileptogène est suivi d'une attaque d'épilepsie ayant tous les caractères ordinaires. La période pendant laquelle l'animal paraît perdre connaissance a eu la même durée que chez les cobayes épileptiques, ayant leurs ganglions cervicaux supérieurs intacts ».

Tout récemment, J.-V. Laborde a confirmé les faits observés par Brown-Séquard et Vulpian. Chargé, par l'Académie de Médecine, d'un rapport sur le traitement chirurgical de l'épilepsie par la section du sympathique cervical ou l'abrasion de ses ganglions, il a transporté la question sur le terrain expérimental. Il paraît avoir établi que l'excision du sympathique n'arrête pas les attaques chez un animal déjà atteint d'épilepsie, et qu'elle n'empêche pas l'apparition des attaques chez un animal sain.

Premier fait : (1) « Un cobaye a subi l'hémisection myélitique épileptogène, et offert les plus complets, je dirais volontiers les plus beaux accès épileptiques, par l'excitation d'une zone épileptogène dans la région cervicale gauche, et se renouvelant ensuite spontanément. Il est soumis à la résection du sympathique cervical du côté gauche.

L'excitation appropriée de la zone épileptogène primitivement efficace à gauche, continue à provoquer un accès épileptiforme, mais qui n'est plus qu'à l'état initial et d'ébauche ; tandis que, du côté opposé, il s'est développé une zone épileptogène nouvelle donnant lieu à un accès plus complet présentant surtout les signes et les caractères de l'épilepsie spinale. »

Deuxième fait : (2) « Un cobaye a été mis en état d'épilepsie confirmée par hémisection de la moelle dorso-lombaire. Après un mois de cet état dans lequel l'accès complet d'épilepsie était constamment et à volonté provoqué par l'excitation de la zone épileptogène cervicale à gauche et se produisait aussi parfois spontanément, nous avons enlevé tout le cordon sympathique cervical, avec ses trois ganglions, du côté de la zone épileptogène, c'est-à-dire du côté gauche.

Au point de vue des accès d'épilepsie, le résultat est des plus nets, et facile à constater ; si je pince

(1) J.-V. LABORDE. — Communicat. à l'Ac. de Médecine, le 4 octobre 1898. 1er fait.

(2) J.-V. LABORDE. — Communicat. à l'Ac. de Méd. 29 novembre 1898. 2e fait.

les téguments de la région cervicale gauche, l'animal est pris immédiatement d'un accès épileptique violent, dans lequel rien ne manque de ce qui le caractérise, pas même le cri initial avec les trois périodes cycliques : tonique, clonique, comateuse. Les accès n'ont pas varié depuis plus de trois semaines que l'opération a été exécutée, si ce n'est qu'ils s'accusent de plus en plus, à tel point que le moindre attouchement les provoque, et qu'ils se réalisent spontanément à la suite de certains mouvements du petit animal... »

M. Laborde a établi, en outre, que la section préventive du sympathique n'empêche pas l'apparition des attaques chez un animal qui en était jusque là indemne.

Troisième fait (1) : « Je pratique sur un jeune cobaye la résection préalable, préventive des deux filets sympathiques cervicaux et, après avoir attendu un temps suffisant (1 mois 1/2), je cherche à déterminer sur le même animal, par une opération secondaire habituellement pathogène (résection de l'un des nerfs sciatiques), l'épilepsie expérimentale (J'ai à peine besoin de rappeler que celle-ci n'est pas le résultat habituel de la section sympathique).

Sur ce deuxième sujet, vous pouvez constater, comme moi, de la façon la plus évidente : l'accès épileptique est immédiatement déterminé par l'excitation appropriée de la région cervicale gauche

(1) LABORDE. — Communication *in* Bulletin de l'Ac. de Médecine. Séance du 4 octobre 1898.

(côté de la section nerveuse pathogène) en sorte qu'il est permis d'inférer de ce fait que la résection préalable préventive du sympathique ne semble pas exercer d'influence appréciable sur la détermination expérimentale de l'épilepsie ».

Quatrième fait : Dans la séance de l'Académie de Médecine du 11 octobre 1898, M. Laborde présente un animal chez qui ont été pratiquées, d'abord, préalablement la résection des deux filets sympathiques cervicaux et, consécutivement, la résection de l'un des nerfs sciatiques, comme lésion pathogène de l'épilepsie, laquelle a été positive et efficace, nonobstant la section des sympathiques. »

Résultats expérimentaux et doctrines physiologiques concordent donc. La théorie de l'anémie cérébrale cause de l'épilepsie, qui a été l'idée directrice du traitement, ne répond plus à tous les faits constatés. Le sympathique cervical agit sur la circulation cérébrale et peut-être a-t-il aussi une action trophique sur l'encéphale. Mais il est aidé, et peut être suppléé par d'autres rameaux sympathiques intra-craniens indépendants de lui. Enfin, en pratique, la sympathectomie n'arrête pas les attaques chez les animaux qui en présentaient déjà, et n'empêche pas leur apparition chez les animaux qui n'en avaient pas présentées. Restent les faits cliniques, c'est à eux malgré tout qu'appartient le dernier mot.

# HISTORIQUE

La littérature médicale nous offre de nombreux
exemples d'opérations pratiquées dans le but de
modifier la circulation cérébrale et de guérir ainsi
l'épilepsie. Mais, comme nous l'avons vu, l'idée
directrice des chirurgiens était diamétralement op-
posée à celle qui a inspiré les résections du sympathique, puisqu'ils voulaient combattre la congestion
du cerveau. Quant aux opérations systématiques sur
le cordon sympathique cervical ou sur les ganglions
cervicaux, nous n'avons pas pu en retrouver d'exemple avant la fameuse tentative d'Alexander en 1883
et 1884 et ses vingt-quatre cas qui, publiés dans « The
treatment of epilepsy » (Edinburgh, 1889), constituent
encore aujourd'hui un des plus importants documents sur cette pratique thérapeutique.

Rappelons les résultats accusés par le créateur de
la méthode : six guérisons, dont deux depuis trois
ans (Obs. IX et XVIII), une depuis deux ans (Obs.
XI), deux depuis un an (Obs. III et X), une depuis
quatre mois (Obs. XIII) ; dix améliorations, dont cinq
diminutions des crises (Obs. IV, XIV, XV, XXI,

XXII) et cinq diminutions des crises avec amélioration de l'état mental (Obs. V, VI, XII, XVI, XXIII). Enfin Alexander avoue cinq insuccès (Obs. II, VIII, XIX, XX, XXIV) et deux cas où l'état a empiré et où le malade a fini par succomber dans un état de mal avec crises subintrantes (Obs. I et XVII). Négligeons un décès par maladie intercurrente.

En 1889, au moment où Alexander publiait ses résultats, Roman von Baracz (1) continuait à pratiquer, à Lemberg, la ligature des vertébrales et émettait l'hypothèse que « les lésions des rameaux du sympathique, qui se produisent toujours, peuvent aussi avoir une influence favorable sur l'épilepsie ». En 1893, d'après Otero Acevedo, Baracz abandonne les vertébrales et se prononce pour l'excision totale des deux sympathiques cervicaux avec leurs ganglions.

En 1890, Kummel enlève un ganglion cervical supérieur à une femme, dont il publie le cas en 1892 dans le *Deutsche medicinische Wöch.* (Zur operativen Behandlung der epilepsie). Les attaques disparurent sauf une crise très violente à la fin de la première année qui suivit l'opération.

Iacksh (2) lie les vertébrales et sectionne le sympathique au-delà du ganglion cervical supérieur sur deux militaires en décembre 1889 et février 1890. Guérison de l'épilepsie.

(1) BARACZ. — *Wien. med. Woch.*, mars 1889.
(2) IACKSH. — *Wien. med. Woch.*, 1892, Die neurotomie des sympathicus in ihrem Einflusse auf die epilepsie.

En 1892, Bogdanik (1) enlève le ganglion cervical moyen à une épileptique qui voit disparaître ses attaques quelques mois après l'opération.

En France, c'est à Lyon que l'on a pratiqué pour la première fois ce traitement chirurgical de l'épilepsie. En 1894, M. Jaboulay a sectionné le cordon sympathique cervical droit sur un malade de M. le Professeur Lépine. Dans sa leçon magistrale du 3 mars 1894, M. Lépine (2) déclarait qu'il n'y avait eu aucune amélioration consécutive, et en particulier la même fréquence des attaques. Mais, M. Jaboulay opérait cinq autres malades en 1895, 1896, 1897 et quatorze en 1898.

Chipault, dans son Traité de Chirurgie opératoire du système nerveux (1895, tome II), s'occupa longuement de la résection du sympathique dans l'épilepsie, surtout au point de vue du manuel opératoire et des résultats.

Jonnesco (3), de Bucarest, traite, en 1897, trois épileptiques par la résection du sympathique. Il se hâte d'annoncer trois guérisons, mais ses malades n'ont été suivis le premier (Obs. III) que 18 jours, le second 12 (Obs. IV) et le troisième 5 (Obs. V). Dans une communication au XIIe Congrès international de Moscou (août 1897), Jonnesco préconisait cette pratique.

En 1897, dans les Travaux de neurologie chirur-

_______

(1) BOGDANIK. — *Wien. Med., Presse*, 1893. — Sympathicus resection bei genuiner epilepsie.

(2) Pr LÉPINE. — *Revue de Médecine*, mars 1894.

(3) JONNESCO. — *Arch. prov. de Chir.*, février 1897.

gicale, M. Jaboulay publie le cas d'un malade traité, en 1895, par la sympathectomie, puis la mobilisation de la voûte cranienne, sans aucun résultat appréciable.

Enfin, en 1898, paraissent un grand nombre de travaux.

M. Jaboulay publie, dans le *Lyon Médical* (1), six opérations, sur lesquelles trois insuccés (Obs. I, II, VI), deux améliorations (Obs. IV, V) et un cas où l'état mental seul a été amélioré.

Chipault (2) fait connaître trois « sympathectomies dans l'épilepsie essentielle » qui ont donné 1 guérison au point de vue des attaques et de l'état mental, 1 amélioration de l'état mental avec diminution des crises, 1 disparition des crises.

Sur le conseil de Féré, Ricard (3) pratique sans résultat une sympathectomie : « les accès revinrent rapidement, et l'on put en observer avec les mêmes caractères qu'auparavant ».

Donath (4) fait une excision bilatérale du ganglion cervical supérieur chez trois épileptiques. L'opération n'eut aucune influence ni sur les attaques, ni sur l'état général.

A Madrid, Otero Acevedo (5) résèque les deux sympathiques cervicaux avec leurs ganglions chez

(1) JABOULAY. — *Lyon Médical*, 27 février 1898.
(2) CHIPAULT. — *Gaz. des Hôpitaux*, 8 février, 19 avril 1898.
(3) RICARD. — *Gaz. des Hôpitaux*, 15 mars 1898.
(4) DONATH. — *Wien. Klin. Woch*, n° 16, 1898.
(5) OTERO ACEVEDO. — Compte-rendu du Congrès annuel hispano-portugais de Chirurgie du 18 au 23 avril 1898.

un épileptique. Le malade présente, à la suite de l'opération, du délire religieux pendant douze heures. Les attaques persistent en s'atténuant : cinq en trois mois.

A la séance de l'Académie de Médecine du 19 avril 1898, Jonnesco lit un mémoire sur la résection du sympathique cervical dans le traitement de l'épilepsie essentielle, du goître exophthalmique et du glaucôme. Il aurait opéré 35 épileptiques, mais ne donne les résultats que de 15 cas : 9 guérisons, 4 améliorations, 2 insuccès.

Schapiro, dans une thèse soutenue en 1898 devant la Faculté de Paris, cite le cas d'un épileptique opéré en octobre 1897 par Tuffier, qui a enlevé le ganglion cervical moyen sans qu'aucune amélioration ait suivi.

Signalons encore les thèses de Briand (Bordeaux, 1898) et I. Braun (Bukarest, 1898).

Au Congrès des Médecins aliénistes et neurologistes de 1898 (Angers, séance du 2 août), M. Lannois communique 16 cas de sympathectomie dans l'épilepsie. Il conclut que si l'opération rend des services, elle n'a pas tenu les promesses qu'en faisaient ses promoteurs.

En octobre 1898, au Congrès de Chirurgie, Jonnesco s'est encore fait le défenseur de la résection du sympathique dans l'épilepsie. Il cite 45 cas dans lesquels il a pratiqué l'opération, mais il ne donne que 24 résultats : 6 morts, 10 guérisons (5 depuis 2 ans, 1 depuis 1 an et 7 mois, 3 depuis quinze à dix-

huit mois, 1 depuis 6 mois), 6 améliorations, 2 insuccès.

Il nous paraît illégitime de réunir les nombreux
cas que nous venons de citer dans une vaste statistique d'ensemble, et encore plus d'en déduire un
pourcentage. Quand bien même, ce qu'*a priori* nous
devons toujours admettre, tous les faits auraient été
bien observés, et aucun hystérique ou hystéro-épi-
leptique n'aurait subi la résection du sympathique,
il n'en resterait pas moins que les procédés opératoires ont varié, que certains chirurgiens ne donnent
pas tous leurs résultats, enfin que tous les malades
n'ont pas été suivis assez longtemps pour pouvoir
affirmer que les résultats étaient bien définitifs. Il
faut cependant signaler que les effets obtenus ont
varié du tout au tout, suivant les opérateurs.

# FAITS CLINIQUES

Restent les faits que nous avons recueillis dans
le service de M. le professeur agrégé Jaboulay. Nous
n'insistons pas sur le manuel opératoire qui a été
suivi; comme l'indique le titre de cette étude, il y a
presque toujours eu non pas simplement section
(Obs. VI, VII), mais résection d'une portion plus ou
moins étendue du sympathique cervical (Obs. V,
XI, XII, XIV, etc.) et notamment excision des ganglions supérieurs (Obs. III, VIII, X, XV, XVI, XVII,
XVIII). M. Jaboulay pose en principe qu'un nerf
coupé est un nerf perdu, qu'une section suffirait,
et qu'une résection du cordon sympathique sur
une longueur de 2 centimètres donne toute sécurité,
en particulier au point de vue de la régénérescence
nerveuse. Après une intervention ainsi pratiquée,
les phénomènes apparents sont exactement les
mêmes qu'après une excision totale du système
sympathique cervical.

Ces phénomènes apparents sont bien connus. Les
physiologistes les ont établis depuis longtemps, et
les chirurgiens militaires allemands les ont bien

signalés dans leur compte rendu officiel de la Campagne de 1870-71.

Rappelons l'accélération momentanée du cœur au moment de la section : l'hyperthermie et la rubéfaction de la zone innervée, l'épiphora, la rougeur de la conjonctive, l'hypersécrétion nasale qui cèdent au bout de quelques jours ; les perturbations vasculaires de la face et des muqueuses, qui disparaissent au bout de deux ou trois mois au plus. Seuls persistent des troubles occulaires atténués : myosis, ptosis, rentrée de l'œil dans l'orbite... Nous n'avons jamais observé de troubles trophiques de strabisme, ni de désordres de la vision, au point de vue de l'amplitude d'accommodation ou de l'acuité visuelle.

Nous nous sommes attaché, pour chaque observation, à relever les antécédents du malade et les détails des crises, qui pouvaient éclairer sur leur nature.

Nous exposons les cas, suivant les résultats, au point de vue des attaques, puis au point de vue de l'état mental. Ce n'est pas un groupement artificiel : des analogies pourront être relevées entre les malades qui ont obtenu les mêmes effets du traitement.

Notre première observation est la seule guérison constatée.

OBSERVATION I

Communiquée par M. le professeur agrégé Lannois

Le nommé B..., âgé de 18 ans, entre à l'asile du Perron en décembre 1897. C'est un enfant né à la Maternité de la Charité,

sur lequel on manque totalement de renseignements. Placé
comme berger aux environs de Belley, il vint, au commencement de 1897, dans un service de l'Hôtel-Dieu pour une affection aiguë, qui paraît avoir été une pneumonie, et pour laquelle on lui appliqua des ventouses scarifiées sur la poitrine.
De là, il avait été envoyé à la Charité, aux enfants assistés, en
attendant d'être placé de nouveau. Il eut, à ce moment, une
frayeur qu'il donne comme point de départ de ses crises. En
automne 1897, s'étant introduit dans l'amphithéâtre à la tombée de la nuit, il fût enfermé par ses camarades, et eut une
violente terreur lorsqu'il se vit en présence de plusieurs cada-
vres d'enfants. La même nuit, il eut sa première crise. Tou-
tefois, et malgré l'imperfection des détails que l'on peut obtenir
de lui, il semble bien qu'il ait eu auparavant des phénomènes
nerveux assez nets : des quintes de toux spasmodiques ame-
nant le vomissement, sensations vertigineuses avec éblouissements, brouillard devant les yeux, giration des objets, sensations d'étouffement à la gorge, qu'il compare spontanément
à une boule qui l'étranglait. Ces phénomènes apparaissaient,
depuis l'âge de 14 ans, associés ou isolés.

Quoiqu'il en soit, B..., après une période d'observation à
l'hôpital Saint-Pothin, fut admis dans le service des épileptiques de l'Asile du Perron, où l'on constata qu'il prenait des
crises très fréquentes, 2 à 8 par jour, et que celles-ci étaient
de deux ordres.

D'abord, de grandes crises ayant tout le caractère du mal
comitial : sans aura, un cri initial perçant, une chute brus-
que, des mouvements convulsifs toniques et cloniques, de
l'écume sanglante à la bouche avec morsûre de la langue,
émission involontaire d'urines.

En second lieu, des crises plus fréquentes, parfois précédées,
comme aura, de la sensation de constriction à la gorge, le
plus souvent, sans un cri initial ; il y a d'abord quelques grimaces à la face, puis des mouvements convulsifs dans les
membres supérieurs, durant environ trente secondes, puis le
malade tombe. Plusieurs de ces crises ont pu être observées.
Le malade, si on l'a soutenu, reste assis par terre, les jambes
étendues, les bras collés contre le thorax, les avant-bras à
angle droit sur les bras et ramenés devant la poitrine. Au bout

d'une minute environ, quelques mouvements cloniques apparaissent dans le bras droit, très peu étendus et de courte durée. Très rapidement revient une phase de stertor avec un peu d'écume à la bouche, puis les yeux se tournent en haut dans une sorte d'extase. Il paraît bien y avoir, à ce moment, une hallucination, car il paraît suivre quelque chose qui passerait au-dessus de lui, et fait des mouvements coordonnés des bras et des mains pour saisir ce qu'il voit. Si on l'interroge à ce moment, il répond assez bien qu'il est abattu et qu'il voit trouble. Il a du tremblement dans le masséter et le temporal gauche et la tête tremble en masse présentant surtout des oscillations dans le sens antéro-postérieur. Pas de morsure de la langue, ni d'émission d'urine.

Outre ces deux variétés de crises, il a aussi, fréquemment, de courts accès de tremblement généralisé sans perte de connaissance.

Le malade est grand, bien constitué, un peu maigre, sans malformation, ni paralysie; la force musculaire est normale : les réflexes un peu forts. L'intelligence est peu développée. Indice céphalique 83,4. Pas d'asymétrie faciale. Dentition bonne. Voûte très ogivale. Les oreilles sont en anse, avec tubercule de Darwin. Audition normale. Aux yeux : pupilles très dilatées, réagissant bien. La vue est bonne. Rien à noter du côté du goût et de l'odorat. Rien au cœur, ni au poumon, l'appareil digestif est bon.

La sensibilité paraît normale, sauf la présence de points où il paraît y avoir de l'hyperesthésie, notamment à la partie antérieure de l'avant-bras droit. La pression des testicules est douloureuse et paraît amener un peu de strangulation; il en est de même pour la partie supérieure du sternum et pour deux points de la colonne vertébrale, au niveau des 5e, 6e et 7e cervicales et des 3e et 4e dorsales.

Aucune amélioration n'ayant été amenée par le bromure et les crises ayant, au contraire, une tendance très nette à augmenter, le malade fut envoyé, le 29 mars 1898, dans le service de M. Jaboulay qui pratiqua, d'un côté, la sympathectomie et, de l'autre, l'élongation du pneumogastrique.

A dater de ce moment, le malade n'a plus de crises d'aucune espèce. Ramené à l'Asile du Perron, il n'a plus voulu rester a.vec les épileptiques, et comme le service des Enfants assistés voulait l'y maintenir, il s'évada à deux reprises, le 6 et le 11 mai. Actuellement, novembre 1898, il est toujours dans le même état de guérison apparente ; il a contracté un engagement dans l'infanterie de marine, et est en garnison à Toulon.

Il ressort de cette observation que, si le malade a eu des crises d'épilepsie vraie, il était incontestablement aussi un hystérique ; ses quintes de toux spasmodiques, ses éblouissements, sensations de boule, etc., les périodes extatiques et hallucinatoires qui suivaient ses crises, l'établissent, en dehors des stigmates qu'il présentait (zones hystérogènes). N'oublions pas, non plus, que l'élongation du pneumogastrique a pu diminuer l'excitabilité bulbo-protubérantielle et celle des branches qui vont aux appareils respiratoire, digestif, circulatoire.

Le second cas est presque aussi heureux que le premier : depuis le 14 mai, le malade n'a eu qu'une seule crise.

### OBSERVATION II

Recueillie dans le service de M. Jaboulay.

Le nommé P..., Joseph, est âgé de 25 ans. Il exerce la profession d'électricien. Père bien portant. Mère nerveuse, était sujette aux migraines ; à la suite de contrariétés, elle a entretenu des idées de suicide pendant deux mois, et s'est jetée dans le Rhône. Pas d'affections nerveuses dans la famille. Un frère vivant, bien portant.

Dans son enfance, le malade aurait eu une paralysie de la jambe gauche. La marche aurait été rendue impossible pendant deux mois. La guérison a été complète.

A 12 ans, ténia. Bon état de santé habituel jusqu'à 18 ans, époque où les crises sont apparues. Pas de syphilis, mais alcçolisme invétéré. Le malade se met au moins une fois par semaine en état d'ivresse.

Les crises ont commencé à 18 ans. Le malade avait à cette époque une abondante éruption de furoncles, particulièrement à la nuque. Il avait eu une contrariété très vive, ayant quitté ses parents après une querelle. La première crise l'a surpris à table. Elle aurait duré trois heures, et le malade aurait, à la suite, gardé le lit pendant quatre jours. Un mois après, nouvelle crise, qui dure 3 ou 4 minutes environ, ainsi que les suivantes. Elles reviennent à intervalles irréguliers, une ou deux fois par mois, quelquefois en séries.

Ces crises paraissent être de l'épilepsie essentielle : perte de connaissance, morsure de la langue, convulsions toniques et cloniques. Mais pas de cri initial, pas d'incontinence d'urine ou de matières fécales.

M. Lannois, qui soigne P... depuis plusieurs années, signale cette particularité intéressante : « Le malade présente un aura de longue durée, parfois un quart d'heure, consistant en décharges électriques dans les bras, surtout le droit, et dans tout le corps ; il a en même temps de légers vertiges et un urgent besoin de défécation ; la crise peut d'ailleurs se limiter à ces phénomènes, qui cessent dès que le malade a été à la selle. »

En 1898, le malade n'avait pas eu de crises jusqu'au mois d'avril. A cette époque, il en eut deux consécutives, les 15 et 19 avril. Il alla se plaindre à M. Lannois d'un mal de tête persistant avec point douloureux au sommet du crâne, et réclama lui-même l'intervention chirurgicale dont il avait entendu parler.

Il entre dans le service de M. Jaboulay le 2 avril 1898. Le lendemain, il subit la sympathectomie gauche avec élongation du pneumogastrique. Quinze jours après, sympathectomie droite. Le malade sort le 14 mai ; il a eu cinq crises pendant son séjour à l'hôpital.

Le 15 mai, il prend une crise très violente d'une durée de trente-cinq minutes. Depuis trois jours, il ressentait des secousses qui lui annonçaient sa crise.

Revu en novembre 1898, le malade n'avait eu qu'une crise, le 20 août, ne ressentait plus guère de secousses, et se disait très amélioré.

Ce cas est encore complexe : le malade est alcoolique, peut-être hystérique (paralysie, auras bizarres...) enfin il a subi aussi l'élongation du pneumogastrique.

Il faut faire les mêmes réserves sur la confusion possible de manifestations d'hystérie et d'épilepsie, chez les trois malades suivants qui ont également été améliorés.

OBSERVATION III.

(Recueillie dans le service de M. Jaboulay.)

C..., était âgé en 1896 de 25 ans. Il exerce la profession de burineur. Son père est mort à 64 ans: il était alcoolique. Sa mère est bien portante. Il a un frère aîné bien portant qui exerce la profession d'ajusteur. Un cousin-germain présente depuis l'âge de 14 ans des crises avec convulsions cloniques, terminées par une période d'assoupissement, et qui se reproduisent tous les deux mois; un autre cousin est idiot.

A 9 ans, le malade a fait une chute sur le front, qui a guéri rapidement. Il persiste encore une cicatrice de 2 cm. de long. A 13 ans, émotion à la vue d'un cadavre. Deux mois après, première crise (novembre ou décembre 1883), début par douleurs à la joue gauche, contracture des muscles de la face, durée quelques secondes. En 1884, fracture du bras droit, sans rapport avec les crises. Celles-ci sont devenues de plus en plus fréquentes, et le malade présente un commencement de paralysie du bras gauche. Juillet 1884, premier séjour à l'hôpital: il sort après guérison complète : disparition des crises et de la paralysie. On lui aurait fait notamment des injections d'apomorphine.

Il reste ensuite 8 ans bien portant, jusqu'en 1892. A la suite d'excès alcooliques à l'occasion du conseil de révision, réapparition des crises; elles ont les mêmes caractères que les précédentes, ne sont pas accompagnées de perte de connaissance, se reproduisent la nuit et le jour, et surtout le matin. Nouveau séjour de deux mois à l'hôpital où le malade à quatre crises.

Le malade se remet au travail : ses crises augmentent d'intensité surtout les crises nocturnes. Aura sensitive : douleur dans le bras gauche. Cri. Perte de connaissance incomplète ; il cesse de voir, ne peut pas parler, mais entend ce qu'on dit autour de lui et peut le répéter après la crise. Convulsions dans les membres. Grimaces. Elévation des bras sur la tête, morsure de la langue. Le tout a duré deux à trois minutes, puis le malade s'endort et ronfle. Après les plus fortes crises. Il y a engourdissement et parésie du bras gauche pendant un quart d'heure environ.

Le malade présente, en outre, de petites crises partielles (type facial), comme il en avait autrefois.

En juillet 1896, le malade fait un nouveau séjour à l'hôpital où il est traité par la digitale et la belladone et par des électrisations. Ses crises sont modifiées sans disparaître ; il n'a plus l'aura sensitif, et ne met plus ses bras sur sa tête. En octobre, on le soumet au traitement de Fleichsig. Les crises persistent. Plus de dix par jour en moyenne. Le 7 janvier 1897, il entre dans le service de M. Jaboulay.

Le malade est vigoureux. Bon fonctionnement des différents appareils. Signes de dégénérescence, asymétrie faciale, voûte palatine ogivale. Il présente de l'anesthésie pharyngée et cornéenne, et des battements rythmiques des paupières.

Il est intelligent, sait lire, écrire et compter ; caractère irritable.

Avant l'opération, son acuité visuelle a été déterminée ainsi : OD ; méridien horizontal H. 1 ; méridien vertical M. 4,50 avec — 5,50 V = 1. Et OG ; M. 6 avec — 6 V = 1.

Il subit, le 7 janvier, l'excision des deux ganglions sympathiques cervicaux supérieurs, droit et gauche. Au réveil de l'anesthésie à l'éther, crise. Le 8 janvier, sept crises, le 9, six. A la fin du mois, le malade n'a plus que deux crises par jour. Il présente à cette époque un abcès dans la région opératoire droite. Cet abcès guérit en quelques jours par l'ouverture et le drainage.

Le malade est examiné par M. le Dr Jacqueau, au point de vue de la vision. A la kératoscopie OD ; 1.25 — O G ; 0,75. A l'optomètre de Badal, l'amplitude d'accomodation est de OD ; 8 d, 1/2 — O G ; 10 d. V = 1 aux deux yeux.

Le malade sort en février, un mois après l'opération : il n'a plus qu'une ou deux crises dans la même journée, avec deux ou trois journées d'intervalle complètement libre.

## OBSERVATION IV

Recueillie dans le service de .M. Jaboulay.

J..., 28 ans, journalier, père et mère morts, de cause inconnue. Plusieurs frères morts en bas en âge. Un frère et deux sœurs bien portants.

A 12 ans, il a eu la fièvre typhoïde. A 14 ans, il a eu des crises sur lesquelles il s'explique mal, mais qui ne paraissent pas avoir été de l'épilepsie vraie. A 24 ans, à la fin de ses 3 années de service militaire, chute sur la tête d'une hauteur de 2 mètres (exercice du portique) ; un mois après, crise de caractère assez nettement comitial, qui se reproduit dans la suite à intervalles irréguliers. Traité 6 mois à l'hôpital militaire par le bromure de potassium, et la suspension (?) ; il est mis à la réforme. Depuis, ses crises ont persisté. Il n'a pas suivi de traitement régulier. En dernier lieu, séjour à l'Antiquaille. Il entre dans le service de M. Jaboulay en juin 1898.

Les crises reviennent tous les 4 à 5 jours. Aura sensitive débutant dans l'un des membres inférieurs, et remontant jusqu'au thorax, et accompagnée d'une aura sensorielle : bourdonnements d'oreilles et obnubilation de la vue. Puis il tombe sans choisir le lieu de sa chute et en perdant connaissance. La perte de connaissance est complète ; mouvements toniques et cloniques, morsure de la langue, émission involontaire d'urines. Quand le malade revient à lui, au bout d'un temps assez long, il a quelquefois une crise d'hilarité.

Il présente des stigmates d'hystérie : hemianesthésie gauche complète, avec perte du sens musculaire, rétrécissement concentrique du champ visuel aux deux yeux ; zones hystérogènes au niveau des testicules, des fosses iliaques, des seins, le long de la colonne vertébrale. Asymétrie faciale, exagération des bosses frontales.

Tremblement généralisé, mais surtout marqué aux membres supérieurs et à la face. Nystagmus. Tremblement des paupières, des lèvres et de la langue, qui occasionne une sorte de bégaiement, dont l'origine remonte à 24 ans. Le tremblement s'arrête parfois sous l'influence de la volonté. Le malade peut manger et écrire.

*24 juin.* — Sympathectomie gauche. A droite, l'opération est arrêtée à la suite d'une rupture de la veine jugulaire interne.

Le soir même, du côté sectionné, ptosis, rétraction du globe oculaire, myosis, vascularisation intense de la conjonctive.

Le lendemain, disparition de l'hémianesthésie et diminution du tremblement.

Le 19 juillet, première crise depuis l'opération : perte de connaissance complète. Le malade sort à la fin de juillet, satisfait de l'amélioration obtenue.


## OBSERVATION V

### Recueillie dans le service de M. Jaboulay.

A. G... est âgée de 20 ans. Elle exerce la profession de tulliste ; son père est bien portant, sa mère de tempérament nerveux. Un frère de 21 ans bien portant. Pas d'épileptique dans la famille.

A 8 ans, la malade a été atteinte de chorée, qui a cédé au bromure de potassium au bout d'un an. A 14 ans réglée régulièrement.

A 15 ans, en septembre 1893, sans cause apparente, d'après les renseignements recueillis à cette époque (la malade raconte actuellement qu'elle aurait assisté à un suicide), première crise épileptiforme survenue dans les conditions suivantes : la malade était occupée à son travail, elle est tombée, s'est débattue par terre, avait de l'écume à la bouche. La crise aurait duré 20 minutes.

En octobre 1893, pleurésie gauche avec pleurodynie droite ; amaigrissement et toux. La pleurésie cède, au bout de 4 mois, au traitement révulsif.

Les crises épileptiformes se reproduisent : 2 en janvier 1894. 3 en février, 2 dans la même semaine en avril, 2 au commencement de mai.

Du 9 mai au 14 juin 1894, séjour à l'hôpital de l'Antiquaille : deux grandes crises et six petites. La malade ne présente pas à cette époque de stigmates d'hystérie. Elle a été traitée au bromure de potassium et à la belladone.

Les crises ont persisté jusqu'à l'époque actuelle, se reproduisant une à deux fois par mois, quelquefois par série de trois ou quatre, surtout au moment des époques menstruelles. Dans une de ses crises, la malade s'est fait à la cuisse une profonde brûlure dont elle porte encore la cicatrice.

Depuis six mois, les crises sont devenues plus fréquentes. Elles surviennent presque tous les jours, à n'importe quelle heure de la journée.

Dans ses crises actuelles, pas d'aura, cri initial, elle tombe sans avoir le temps de choisir sa place. Convulsions toniques : les mains, les avant-bras, puis les bras se raidissent; il y a pronation exagérée; flexion des doigts. Puis les membres inférieurs se contractent, il y a adduction forcée et rotation en dedans. Les muscles de la face sont envahis à leur tour, les mâchoires sont resserrées.les yeux largement ouverts et convulsés en haut. Période clonique, avec soubresauts surtout marqués aux membres supérieurs. La crise dure environ cinq minutes, La fin en est généralement marquée par des pleurs et une émission involontaire d'urines.

Puis, la malade dort 1/2 heure à 1 heure. En dehors de ces grandes crises, la malade présente ce qu'elle appelle des extases, avec troubles sensoriels variés, visuels et auditifs. Ces états se prolongent quelquefois plusieurs heures.

La malade présente habituellement un tremblement des doigts très fin et très rapide, horizontal et vertical. Elle a aussi du tremblement fébrillaire de la langue, qui est en même temps agitée en totalité de mouvements convulsifs.

Elle n'a pas de troubles de la sensibilité, pas de rétrécissement du champ visuel. Tous ses réflexes sont conservés. Elle ne présente pas de zones hystérogènes.

Bon fonctionnement des différents appareils. La malade est vigoureuse d'aspect. Elle est intelligente, sait lire, écrire et compter.

Entrée à l'hôpital, en juillet 1898, elle est opérée le 29 juillet : sympathectomie gauche, après anesthésie à l'éther. Etat de crises multiples pendant l'opération.

Première crise après l'opération, le 7 septembre, deux crises au mois d'octobre, une au mois de novembre.

Une seconde catégorie, la plus nombreuse, n'a retiré aucun bénéfice de l'intervention. L'état n'a pas paru modifié.

Suivant l'ordre chronologique, nous trouvons :

## OBSERVATION VI

Publiée par le professeur Lépine. — *Revue de Médecine*, 3 mars 1894.

Nous avons, dans le service, un enfant de 12 ans, d'apparence fort robuste, mais présentant un peu d'atrophie du côté gauche de la face, ce qui produit une asymétrie assez marquée du visage, La voûte palatine est un peu ogivale. Le crâne est bien conformé, L'enfant est remarquablement intelligent, bien qu'il ait, depuis l'âge de 9 ans, chaque jour de très nombreuses attaques de petit mal et de grandes attaques avec chute. Quant à l'étiologie, il est à noter que la mère a eu, vers le quatrième mois de sa grossesse, plusieurs frayeurs; l'enfant est venu à terme, mais avec une difformité du pied gauche, les orteils chevauchant les uns sur les autres (cette difformité persiste). A partir du huitième mois de la vie extra-utérine, il a eu des attaques d'épilepsie ; les premières sont survenues à l'occasion de l'éruption des dents ; puis, il est resté plusieurs années sans attaques. J'ai soumis cet enfant à presque toutes les médications recommandées en pareil cas. J'ai notamment poussé l'administration du bromure de potassium jusqu'à la dose de 15 gr. par jour. J'ai ainsi supprimé les grandes attaques ; mais les petites ont continué plusieurs fois par jour, sans grande modification.

L'insuccès de tous les médicaments m'a encouragé à tenter chez cet enfant la section du grand sympathique au cou, opération recommandée dans ces derniers temps pour la cure de l'épilepsie essentielle. Bien que chez cet enfant l'existence d'une lésion cérébrale à droite soit probable, je n'ai pas cru devoir lui refuser cette chance d'une amélioration et, après avoir eu l'autorisation du père, j'ai fait faire, par M. Jaboulay, agrégé de la Faculté. la section du sympathique droit.

Cette opération, parfaitement faite, n'a été suivie d'aucun résultat fâcheux. Elle a produit les symptômes prévus, à savoir un myosis très prononcé et un peu d'excès de rougeur et de chaleur de la moitié droite de la face, beaucoup moindre d'ailleurs qu'on eût pu l'attendre, et qui s'est dissipé en peu de jours. Quant au myosis, plus d'un mois après l'opération, il persiste, mais beaucoup moins prononcé qu'au début. Fait curieux, l'accommodation pour la lecture, soit à grande, soit à très courte distance, était, quelques jours après l'opération, plus parfaite du côté droit que du côté gauche. Avec l'œil droit, il lisait les caractères n° 2 de l'échelle Galezowski à 1 m 20, tandis qu'avec l'œil gauche, il ne lisait les mêmes caractères qu'à la distance de 0 m 80. Il n'y a eu aucune amélioration de l'épilepsie consécutive à la section du sympathique, et cet enfant a, comme auparavant, la même fréquence d'attaques, que je modère par le bromure de potassium à haute dose.

## OBSERVATION VII

Recueillie par M. Bérard, et publiée par M. Jaboulay,
dans les Travaux de neurologie chirurgicale, 1897.

P... Paul, de Morette, âgé de 25 ans, entre le 2 septembre 1895 à l'Hôtel-Dieu, pour des accidents d'épilepsie essentielle ayant résisté à un traitement médical prolongé.

Son père est mort d'une tumeur du larynx. Sa mère, vivante, est très nerveuse ; elle accuse des accidents hystériformes et des syncopes ramenées par les émotions vives. Une sœur vivante, en bonne santé.

Rougeole, dans la seconde enfance.

L'affection actuelle remonte à l'âge de 13 ou 14 ans, au moins en tant qu'accidents bien définis ; la première crise épileptiforme survint sans cause immédiate, mais quelques semaines auparavant le malade avait été mordu par un énorme chien, et en avait été très bouleversé ; la deuxième crise se produisit un mois après la première. Un médecin, consulté, fait suivre pendant 18 mois au malade un traitement médical et hygiénique (bromure, marche, hydrothérapie), dans un hôpital privé où il est isolé des siens; durant cette période les crises s'espacent davantage, et durant 5 mois on n'en observe aucune.

Rentré dans sa famille, les crises reviennent sans cause spéciale apparente; elles se multiplient au point de se reproduire tous les 4 ou 5 jours. Néanmoins, jusqu'à 16 ans 1/2, le malade peut suivre des études classiques sans trop de difficulté.

Depuis 2 ou 3 ans, les crises sont à peu près périodiques, reviennent vers la fin de chaque semaine, complètes ou avortées.

Les grandes crises ont toutes le même caractère : le malade ne s'aperçoit, en général, ni des phénomènes prémonitoires bien connus de son entourage, ni de l'aura. Dans les cas seulement où la crise avorte et se borne à une violente propulsion sur le sol, sans perte de connaissance, il se doute de son état. En dehors de ces circonstances, il n'a nul souvenir des crises complètes. Morsures de la langue habituelles, ; miction inconsciente exceptionnelle.

D'après les renseignements des parents, les phases des crises sont les suivantes : Aura, cri, rigidité tonique, mouvements désordonnés cloniques, puis sommeil ou tendance au coma avec demi-inconscience.

Pas d'asymétrie faciale ou cranienne, pas de stigmates de dégénérescence dans la physionomie; saillie très exagérée de la protubérance occipitale externe ; aucun phénomène de compression cérébelleuse pouvant faire croire à une saillie analogue de la protubérance interne ou de l'écaille de l'occipital.

L'intelligence est assez ouverte en temps ordinaire, bien que le malade cause lentement et ne dispose que de souvenirs limités. Caractère placide; a quelques impulsions accidentelles d'irritation, en relation avec des crises.

Pas de troubles de la sensibilité générale ou spéciale ; réflexes normaux.

Examen des yeux : myopie légère, égale pour les 2 yeux à 2 D 1/4 ; d'après l'examen du Dr L. Dor, astigmatisme myopique contre la règle, à axe vertical. *Punctum remotum* à 30 centimètres environ.

Forces physiques conservées. Bon état général.

Le malade réclamant une intervention, je pratique, le 5 septembre la section du sympathique cervical droit à la partie moyenne du cou. Avant la section le nerf est excité par le pincement, sans qu'on observe aucun phénomène du côté des téguments, du cœur, de la pupille et du fond de l'œil. De même, la section au ciseau, puis l'excitation du bout supérieur par des tractions ne donnent aucun effet immédiat. Mais au bout de 10 minutes à 1/4 d'heure, alors que le pansement se fait, on constate une contraction nette de la pupille droite, une légère rétraction de l'œil droit avec diminution de la fente palpébrale (suppression de l'action du muscle de Müller), une vaso-dilatation dans les téguments de l'aile droite du nez et de la joue droite.

Le rythme cardiaque n'est pas modifié, il se maintient à 72 comme avant l'intervention Une fois réveillé, le malade présente une surexcitation excessive qui cède d'elle-même au bout d'une demi-heure.

Le lendemain, mêmes constatations que la veille, du côté de l'œil et des vaisseaux de la face. En outre, M. Dor, reconnaît que le *punctum remotum* du côté opéré s'est éloigné ; la myopie de cet œil a diminué, au point que le malade lit à une distance de 60 centimètres, tandis que l'œil gauche a conservé sa myopie et n'a pas la vision distincte des mêmes caractères à plus de 30 centimètres. Ce résultat vient à l'encontre des idées classiques sur le sympathique accomodateur pour les distances éloignées.

Suites très simples de l'opération. Dès le 2e jour le malade se lève et le 3e il peut sortir de l'hôpital pendant quelques heures.

Le 12 septembre. — Le myosis du côté droit persiste, de même que l'éloignement du *punctum remotum* pour cet œil. A droite P. R. 55 centimètres, à gauche, 30 centimètres.

Le 14. — Apparaît la première crise depuis l'opération ; survenue à 5 heures 1/2 du matin pendant le sommeil du malade, elle a été caractérisée par un cri initial suivi de mouvements toniques puis cloniques des membres et de la tête ; ses voisins de salle ont dû le maintenir pour qu'il ne tombe pas de son lit. La crise a duré 5 à 6 minutes, sans morsure de la langue, sans miction involontaire. A son réveil, le malade n'a pas d'hébétude, ni de douleurs céphaliques, comme au moment de ses crises avant l'opération.

Le 18. — Au matin, nouvelle crise, ayant les mêmes caractères que la précédente. Dans l'après-midi du même jour, le malade a eu une ou deux secousses avec projection en arrière, sans perte de connaissance. Même état de l'œil droit et de la vision.

Le 20. — On trouve à l'optomètre de Badal : O. D.; le *punctum remotum* 55 centimètres; *punctum proximum* : 4 cent. 1/2. 6, 8. Dioptries d'accomodation; point le plus favorable à la netteté de la vision : 4 D 1/2. O. G. *Punctum remotum* : 32 centimètres, - *punctum proximum* : 6 centimètres.

Pas de différence de la température locale de la face à droite et à gauche. Pouls à 72.

Le 23. — Deuxième intervention. Section du cordon cervical du sympathique gauche. Le pouls, qui s'est élevé pendant l'anesthésie à 110, avant la section, reste, après la section, à 120. Pas de phénomènes immédiats du côté de l'œil ; mais, au bout de quelques minutes, la pupille gauche se rétrécit pour se réduire peu à peu aux dimensions de la droite.

Suites opératoires des plus simples, la section du sympathique gauche n'a pas eu les mêmes effets sur la vision de l'œil correspondant que la section du sympathique droit.

Au bout de 6 à 8 jours, une crise épileptique se produit, aussi forte que l'avaient été les crises avant toute intervention.

M. Jaboulay pratique alors une mobilisation de la totalité de la voûte cranienne, en quatre interventions successives, les 12 octobre, 30 novembre et 18 décembre 1895, et le 10 janvier 1896.

Ou peut voir, alors, la calotte cranienne se déplacer pendant l'effort, la toux, l'éternuement, etc... ; dès le mois de mars, elle devient beaucoup moins mobile; autour d'elle, on constate, au palper, la formation d'un cal fibreux, résistant cependant.

Au point de vue du résultat fonctionnel, le bénéfice est assez peu sensible. Les crises épileptiques subsistent, peut-être un peu moins longues, mais presque aussi fréquentes. Seules, les crises nocturnes seraient moins répétées.

Le malade quitte l'hôpital le 30 mars 1896. Il donne de ses nouvelles au mois de décembre : son état est à peu près le même qu'au moment de sa sortie de l'Hôtel-Dieu.

## OBSERVATION VIII

Résumée par M. Jaboulay dans le *Lyon-Medical* du 27 février 1898
Sixième cas.

J'ai opéré, en 1897, un malade, épileptique, qui portait une cicatrice au-dessus d'une arcade sourcilière. La libération de cette cicatrice fut suivie d'une amélioration passagère ; l'ablation du ganglion cervical supérieur a été faite ensuite ; mais elle n'a pas amené de modification ; le malade prend toujours des crises.

## OBSERVATION IX

Communiquée par M. Lannois.

E... P..., est un enfant assisté, âgé de 21 ans. Les antécédents héréditaires et personnels sont mal connus. Placé en nourrice, il a été maltraité, au point que la police est intervenue. A 8 ans, il s'est fait une fracture de la cuisse, en voulant embrasser son gros orteil. A 11 ans, il fut renversé par une voiture qui lui passa sur le thorax. A 18 ans. un violent coup de pierre lui fendit la lèvre supérieure. C'est depuis qu'il a présenté des crises. Au début, elles consistaient dans une sorte de tremblement avec somnolence consécutive, sans perte de connaissance. Puis les grandes crises survinrent. Elles apparaissent surtout le matin, se reproduisent par séries de 5 ou 6, tous les mois environ. Le malade a séjourné au service des épileptiques de l'hôpital de l'Antiquaille et est actuellement à l'asile du Perron. Il a été déclaré récemment impropre au service militaire.

Ses crises ont été très fréquentes en 1897. 45 vertiges et 71 crises (tant diurnes que nocturnes).

Les attaques sont parfois précédées d'une aura (vertige dans lequel il voit des objets tourner de gauche à droite) qui lui permet de choisir le point où il va tomber. Dans ce cas, la crise est généralement faible. Lorsque la crise est plus forte, il n'a pas d'aura, tombe, a les convulsions toniques et cloniques ; le cri initial est rare, les morsures de la langue, l'émission

d'urine existent parfois, mais sont rares. La crise dure environ
dix minutes; elle est suivie d'un état de faiblesse avec
céphalée, difficulté de la parole, incapacité de travail qui
durent un jour.

Le malade est fort et robuste malgré sa petite taille de 1$^m$,55.
Son indice céphalique est 82,8 et il a un peu d'asymétrie faciale.
L'appareil digestif fonctionne bien, mais il a de fréquentes
constipations. Pas d'albumine.

Pas de troubles de la sensibilité. Reflexes normaux. Intelligent, il sait lire et compter. Mais il a mauvais caractère, irritable à l'excès, il a de fréquentes querelles avec ses camarades.

Le 12 juillet, sympathectomie gauche, état de crises multiples pendant l'opération qui est faite sous anesthésie à l'éther.
Grande surexcitation consécutive pendant plusieurs heures
après. On a été obligé de lui mettre la camisole de force. Le
malade a présenté aussitôt après l'opération du rétrécissement
de la pupille à gauche, sans modification vaso-motrice du
visage. Pas de différence de température des deux côtés.

Le 18 juillet le malade a eu deux crises dans la journée.

Le 23 juillet le malade, ayant arraché son pansement, a eu, à
l'endroit opéré, un abcès qui s'est ouvert spontanément.

Le 25 juillet : sympathectomie droite.

Anesthésie à l'éther. Même état de crises multiples pendant
l'opération et surexcitation consécutive que la première fois.

Les crises n'ont pas encore été modifiées, ni au point de vue
du nombre, ni au point de vue de la forme. Il n'y a pas eu de
troubles intellectuels.


## OBSERVATION X
Recueillie dans le service de M. Jaboulay.


B.,. Adélaïde, 20 ans, domestique. Les parents seraient de tempérament nerveux. Une sœur bien portante, deux frères, morts
l'un à 18 ans, de fièvre typhoïde, l'autre en bas âge, d'affection
inconnue. Pas d'épileptiques dans la famille.

La malade avait joui d'une bonne santé. Réglée à 16 ans régulièrement. Elle a un enfant (illégitime) de 10 mois, en bonne
santé. Les crises ont commencé il y a 6 mois, sans émotion
ni traumatisme. Elles ont tout de suite présente les caractères,

qu'elles ont actuellement. Elles se sont reproduites assez régulièrement tous les 15 jours.

Le 29 août 1898, la malade entre dans le service de M. le prof. agrégé Jaboulay.

Les crises se produisent de préférence le matin ou dans la première moitié de la nuit. Pas d'aura. Cri. La malade tombe sans choisir sa place. Les convulsions débutent à la tête qui se porte à gauche. Les yeux regardent du même côté. Les convulsions s'étendent aux bras, puis, en dernier lieu, et très affaiblies, aux membres inférieurs. Convulsions toniques et cloniques. Morsure de la langue. Stertor et période de sommeil pendant 10 minutes environ. Puis violente céphalée qui avertit la malade qu'elle a eu sa crise, quoiqu'elle n'ait gardé aucun souvenir de ce qui s'est passé. Elle reste après ses crises, quelquefois pendant une période de 24 heures dans un état d'hébétude, répondant difficilement aux questions.

La malade paraît vigoureuse. Rien au cœur. Rien aux poumons. Pas de troubles de l'appareil digestif. Un médecin qui l'a soignée à St-Genis-Laval, en août 1898, a trouvé, à plusieurs reprises, de l'albumine dans ses urines. Actuellement, il n'en existe pas trace.

La malade n'a pas de troubles de la sensibilité. Réflexes normaux. Pas de stigmates d'hystérie. Ses règles sont réapparues depuis un mois.

5 septembre. — Sympathectomie gauche; le ganglion cervical supérieur est beaucoup plus bas que normalement. On l'enlève. Anesthésie à l'éther. La malade s'est trouvée 4 fois en état de crise pendant l'opération.

10 septembre : Crise.

16 septembre : Nouvelle attaque, à 10 heures du matin, au moment de la visite. Pas de cri. Dans sa chute, la malade s'est faite des excoriations au nez. Perte de connaissance absolue. Convulsions toniques. Spasme des globes oculaires. Convulsions cloniques des quatre membres. Morsure de la langue. Pas de stertor après la crise. La malade a repris assez rapidement connaissance.

25 septembre, 10, 18, 25 octobre une attaque. A la fin d'octobre la malade présente encore nettement, à gauche, du ptosis, du

myosis, du rétrécissement de la fente palpébrale et de la rétraction de l'œil. Par la friction on produit à gauche, au cou et à
la face une rubéfaction plus durable qu à droite.

6 novembre. — Une attaque.

8 novembre. — Anesthésie à l'éther et section du sympathique
droit au-dessous du ganglion supérieur ; le cordon est trouvé
très hypertrophié et hypérémié. On excise la partie inférieure
du ganglion supérieur et une longueur de 2 cent. du cordon.

9 novembre. — Rougeur marquée de la moitié droite de la
face et du cou, qui présente, sur la partie correspondante gauche, un excès de température de 1º 5/10. Larmoiement de l'œil
droit, qui a pris le même aspect que le gauche.

13 et 26 novembre. — Une attaque.

9 décembre. — Deux attaques dans la journée, qui ont présenté
tous les caractères du mal comitial. La malade présente le lendemain les traces de violentes morsures à la langue.

14 décembre. — La malade est examinée au point de vue de la
vision : elle présente toujours les mêmes phénomènes oculaires signalés plus haut. Le réflexe pupillaire paraît supprimé à
l'accomodation et à la lumière. L'amplitude d'accomodation, et
l'acuité visuelle sont entièrement conservées, et paraissent
même supérieures à la normale. Elle lit plusieurs heures de
suite sans fatigue.


## OBSERVATION XI

Recueillie dans le service de M. Jaboulay.


M..., François, instituteur, est âgé de 38 ans ; ses parents
sont alcooliques, sa mère est actuellement enfermée dans un
asile d'aliénés. Deux sœurs bien portantes. Un frère mort alcoolique à 35 ans. Une cousine a des crises d'épilepsie depuis sa
naissance.

Marié depuis 12 ans, père de deux enfants bien portants.

Il a toujours joui d'une bonne santé. Léger alcoolisme ; fait
usage de l'absinthe.

En février 1896 chute sur le verglas ; blessure légère à l'arcade sourcilière gauche, qui a guéri spontanément et rapide-

ment. Actuellement (octobre 1898) mince cicatrice dissimulée au milieu du sourcil gauche: aucune déformation du plan osseux sous-jacent. Vers la même époque, eczéma (?) et en mars 1896, anthrax à la nuque qui nécessite des incisions.

En avril 1896, apparition de crises épileptiformes: vertiges avec fourmillements puis engourdissement débutant dans la main droite, et envahissant la moitié droite du corps. Deux ou trois attaques semblables jusqu'en septembre 1896 où le malade a eu une crise plus grave; il est tombé; il a perdu connaissance. Le côté droit du corps a été paralysé quelques minutes.

Vers cette époque, le caractère du malade a commencé à s'altérer : il est inquiété par ses crises, irritable à l'excès, l'attention est difficile à soutenir, cependant il peut continuer l'exercice de sa profession d'instituteur.

Il se soumet à la médication bromurée.

Les crises continuent pendant l'année 1897. Elles se reproduisent jusqu'à 5 et 6 fois par mois ; le malade ne perd pas complètement connaissance, il ne tombe pas, il éprouve un fourmillement parti de la main droite; il présente quelques convulsions bien limitées au côté droit du corps, et surtout marquées au membre supérieur; puis, engourdissement du côté droit.

En novembre 1897, le malade présente une première crise, avec les caractères du mal comitial : perte de connaissance complète, convulsions généralisées, toniques et cloniques, ces dernières très violentes. Morsures de la langue. La crise l'a surpris au lit. Elle aurait duré (d'après sa femme) plusieurs heures. Il avait pris de l'absinthe, la veille. A la suite de cette crise, le malade ressentit une céphalée violente : la douleur était particulièrement vive au niveau de la région frontale et sus-orbitaire gauche.

Les crises partielles continuent à se produire avec la même fréquence.

Le 17 décembre 1897, résection du nerf sus-orbitaire gauche sur une longueur de 2 à 3 centimètres, pratiquée par M. le docteur Duchamp, de St-Etienne.

Les crises ont plutôt une tendance à augmenter de fréquence : elles se présentent environ tous les cinq jours. Ce sont toujours des crises partielles, sans chute, ni perte de connaissance complète. Elles débutent par des picotements de la langue et des convulsions du côté droit de la face, qui envahissent la moitié droite du corps.

20 avril 1898, — Crise généralisée présentant les principaux caractères de l'attaque de haut mal.

En septembre, trois nouvelles crises généralisées avec perte de connaissance complète, convulsions toniques et cloniques, période comateuse, morsure de la langue. Les crises partielles persistent, et se reproduisent quelquefois deux ou trois fois par jour.

Le malade, qui a essayé à différentes reprises le traitement bromuré (3 derniers mois de 1896 et 1898), entre dans le service de M. Jaboulay pour y subir la sympathectomie.

Il est d'aspect chétif et de petite taille. Bon fonctionnement des différents appareils. Léger tremblement des doigts. Tremblement fibrillaire de la langue. Pas de troubles de la sensibilité. Réflexes normaux. Pas de stigmates d'hystérie.

10 octobre. — Excision du cordon sympathique cervical gauche, sur une longueur de 2 centimètres au-dessous du ganglion supérieur. Aucune influence apparente sur les crises : le malade continue à avoir chaque jour une crise partielle, débutant par la face.

18 octobre. — Trépanation à gauche, au niveau de la zone rollandique (centre des mouvements de la face). L'os est épais : après l'incision de la dure-mère, léger écoulement de sérosité. Les crises continuent. Le malade sort, à la fin d'octobre, de l'Hôtel-Dieu, sans y avoir présenté d'attaque complète d'épilepsie, mais sans être amélioré au point de vue de ses attaques de petit mal.


## OBSERVATION XII

Recueillie dans le service de M. Jaboulay.


D..., Eugène, 19 ans, menuisier ; père, mère bien portants. Un frère mort en bas âge dans les convulsions.

Pas d'antécédents personnels.

Première crise dans l'été 1895, sans cause apparente, l'a surpris dans la rue. Il y a eu perte de connaissance pendant 5 minutes. Le malade a commencé alors le traitement par le bro-

mure et l'hydrothérapie. Les crises reviennent à de longs
intervalles (plusieurs mois). Dans ces derniers temps, elles auraient augmenté de fréquence : trois du 15 septembre au 25
octobre. Crises : aura sensoriel (vision d'un visage de femme
menaçant), angoisse marquée, cri initial. Parfois le malade a,
avant sa crise, au lieu de cette vision, des bourdonnements
d'oreille ou un spasme des muscles masticateurs. La crise est
nettement comitiale. Convulsions toniques, cloniques ; coma
et stertor. Les crises durent environ 5 minutes. Elles sont le
plus souvent nocturnes.

Entre les crises, absences assez fréquentes, mais de peu de
durée.

Le malade est très vigoureux, intelligent. Bon fonctionnement des divers appareils, mais oligurie, sans autres troubles des
fonctions d'excrétion.

Pas de stigmates d'hystérie.

28 octobre : sympathectomie du côté gauche. Excision du
cordon cervical sur une longueur de 2 centimètres, au-dessous
du ganglion supérieur.

Phénomènes post-opératoires habituels : surtout forte congestion de l'œil gauche qui se dissipe en quelques jours. Le
malade ne présente aucun trouble de la vision du côté opéré
(acuité visuelle, amplitude d'accommodation). Il passe ses
journées à lire.

Il sort à la fin d'octobre sans avoir eu de crises. Mais, huit
jours après sa sortie, il a eu une attaque nocturne très violente : chute en bas du lit, perte d'urines, etc.. Le lendemain, il
n'avait souvenir de rien.

Pas de renseignements depuis la mi-novembre.


### OBSERVATION XIII

Recueillie dans le service de M. Jaboulay.


D..., Antoine, 23 ans, voiturier, entré le 22 novembre. Pas
d'antécédents héréditaires ni personnels. Attaques d'épilepsie
depuis l'âge de dix-huit mois, avec rémission de trois à
dix ans, et rémissions de un an, un an et demi, de dix à quinze
ans. A partir de quinze ans, les crises ont toujours augmenté

de fréquence, elles reviennent tous les huit jours, ou toutes les trois semaines, irrégulièrement.

La crise est nettement comitiale. Le malade porte des cicatrices du cuir chevelu.

Il est vigoureux et bien portant en dehors de ses crises.

28 novembre : Sympathectomie gauche; le cordon sympathique est trouvé petit, filiforme. M. Jaboulay excise la portion située entre les deux ganglions moyen et supérieur, avec la moitié inférieure du ganglion supérieur.

9 décembre : Crise d'épilepsie vraie, très violente. Malade à suivre au point de vue des résultats.

## OBSERVATION XIV

Recueillie dans le service de M. Jaboulay.

L..., Jules, 19 ans, cordonnier. Pas d'antécédents heréditaires ni personnels. Début des crises à trois ans, à la suite d'une frayeur. Elles ont été en augmentant de fréquence. Actuellement, parfois quinze attaques de petit mal par jour ; rémission complète certains jours. Grandes attaques irrégulièrement : une tous les mois, ou tous les quinze jours, ou parfois deux par semaine.

Aura sensitive de trajet variable : le malade arrête certaines crises en serrant les poings. Il a incontestablement des attaques avec tous les caractères de l'épilepsie vraie. Plusieurs cicatrices du cuir chevelu, traces de morsure à la langue. Il est tombé plusieurs fois dans la rue.

Tremblement des doigts et de la langue. Intelligence peu développée. Il s'exprime lentement et péniblement; sans trouble de la parole.

1er décembre 1898 : Sympathectomie gauche; cordon cervical normal.

Depuis l'opération, plusieurs états de petit mal et une grande attaque, le 15 décembre.

Ce malade demande à être suivi plus longtemps.

Il faut enfin reconnaître, et c'est ce qui établira la sincérité de cette statistique, que trois malades ont présenté, après l'intervention, une aggravation dans la fréquence ou l'intensité de leurs attaques.

Nous constatons le fait, sans en rendre la résection du sympathique responsable, puisque, dans ces trois cas, nous nous trouvions en présence d'une affection à marche nettement progressive. Tout ce que l'on peut dire, c'est que l'intervention n'a pas pu arrêter cette aggravation de l'épilepsie.

OBSERVATION XV

Communiquée par M. Lannois.

Le nommé B... Joseph est hospitalisé au Perron, depuis le 20 novembre 1894; il a actuellement 21 ans. Du côté des antécédents héréditaires, il n'y a rien à signaler. Enfant, il eut des convulsions. Sa première crise aurait eu lieu à 6 ans, à la suite d'une frayeur causée par un chien qui se précipita sur lui ; une nouvelle crise un an après. On manque de détails précis sur les deux premières crises. Quoiqu'il en soit, elles disparurent jusqu'à l'âge de 13 ans, mais le malade avait des vertiges tous les quatre à cinq mois.

La crise peut ne consister qu'en une sorte d'aura, d'ailleurs variable ; parfois, une sorte de vapeur qui part de l'abdomen, traverse la poitrine, gagne la tête, mais sans la sensation de boule hystérique ; cette crise avortée se termine par un grand frisson.

Les grandes crises sont plus rares ; au début, il n'en avait qu'une par mois environ, mais elles augmentent très sensiblement, car il en a 51 en 1897, dont 17 nocturnes et 34 diurnes. Elles sont complètes et intenses. Dans la même année, il aurait eu 69 vertiges.

Il n'est pas rare que le malade ait, après la crise, une période hallucinatoire ; nous l'avons vu, par exemple, s'asseoir sur ses talons et, pendant près de 5 minutes, faire des mouvements de transvasement d'une main dans le creux de l'autre, comme s'il choisissait des graines ou du tabac, faisant le simulacre de jeter les impuretés.

Le plus souvent, il se livre à des fugues. On crut d'abord que
ces évasions étaient voulues, car le malade a pris des habitu-
des d'alcoolisme; mais il paraît bien n'en avoir pas cons-
cience.

Le malade ne présente rien de particulier, sauf une légère
asymétrie du tronc et de la face qui sont plus petits à droite : 
il prétend que son père présente la même particularité.
Aucun trouble de la sensibilité, de la motilité, etc.

L'état mental n'est pas très satisfaisant : la mémoire est infi-
dèle, la conversation est enfantine et décousue ; il revient toujours à l'histoire du chien qui s'est précipité sur lui. Sa parole
est bredouillée.

Le 1er mars 1898, il est opéré par M. Jaboulay, qui pratique,
en une seule fois, l'ablation des deux ganglions sympathiques
cervicaux supérieurs.

Le 9 mars, le malade revient au Perron ; les plaies opératoires sont presque cicatrisées. Les crises ne sont pas modifiées
en nombre : il en a jusqu'à 9 le jour de son arrivée, 3 le lendemain, 3 le surlendemain, etc. Depuis, elles se sont maintenues
au-dessus du chiffre antérieur. Mais ce qu'il y a de plus frappant, c'est son état d'obnubilation intellectuelle, qui paraît
nettement plus accusé qu'avant l'opération. Autrefois bavard,
il est devenu taciturne, reste immobile sur sa chaise, ne répond pas aux questions, ne semble pas savoir où il se trouve,
est incapable de retrouver sa place à table. Bien qu'un peu
amélioré au mois de novembre sous ce rapport, il n'en reste
pas moins comme « perdu ». Il est incapable de retourner au
travail de la terre avec ses camarades. Il n'a fait qu'une fu-
gue après avoir escaladé la fenêtre des cabinets pour se
sauver.


## OBSERVATION XVI

### Communiquée par M. Lannois.


Chard..., Barthélemy, actuellement âgé de 14 ans, est entré
aux Enfants épileptiques de l'Antiquaille, en avril 1896.

Père, mère, une sœur et quatre frères bien portants. Pas de
tares nerveuses dans la famille.

Sans qu'il y ait eu d'accident de grossesse ou d'accouche

ment, le malade paraît avoir eu des convulsions peu de jours après sa naissance. Celles-ci se renouvelèrent à trois ans, et depuis il a des crises.

Dans le début, le malade poussait d'abord un cri, se jetait dans les bras de la personne présente en appelant sa mère, puis perdait complètement connaissance, tombait à terre et présentait les autres phénomènes classiques. Il se mordait rarement la langue. Les crises étaient courtes, une à deux minutes, et revenant au plus une fois par mois.

Depuis qu'il est à l'hôpital, les crises augmentent de fréquence; au début, il n'en avait guère qu'une fois par mois (avec de temps à autre des séries de trois ou quatre par jour) mais actuellement, il en prend cinq à six par mois. Elles sont très fortes.

Depuis le mois d'août 1897, il prend en outre des vertiges très fréquents : quinze à vingt par mois; ceux-ci ne durent que quelques secondes, s'accompagnent d'une sorte de vapeur qui monte du ventre à la poitrine. Le malade reste immobile, le regard fixe, la figure un peu violacée, il urine dans son pantalon. Il dit qu'il ne perd pas connaissance et entend ce qui se dit autour de lui; mais cela n'est pas certain.

Le malade est grand pour son âge. Sans signe de paralysie. Il présente une asymétrie faciale au dépens du côté gauche; il a également de ce côté un aplatissement du crâne avec déformation du côté droit, et exagération de la base frontale droite. Les lobules des oreilles sont adhérents, et le pavillon gauche est un peu plus long que le droit.

Les pupilles sont égales et réagissent bien.

Aucun stigmate d'hystérie. Le malade est peu intelligent et ses réponses sont contradictoires. Il ne savait ni lire ni écrire à son arrivée, et a difficilement appris à lire. Il parle peu, est taciturne et sournois, la mémoire paraît lui faire défaut.

Sympathectomie droite le 7 juillet : résection du ganglion cervical supérieur avec un centimètre du trajet adjacent. Les jours suivants, myosis marqué à droite avec rétrécissement de la fente palpébrale et vaso-dilatation marquée de l'œil et des paupières droites. La température locale, prise vingt-quatre heures après l'opération, donne : côté droit de la face 36°, côté gauche 36°2.

Les crises se produisent tous les deux jours. Il en a trois dans la seule journée du 20 juillet.

25 juillet : Sympathectomie gauche (même opération qu'à droite).

Les crises diminuent un peu de fréquence, mais restent encore plus nombreuses qu'avant la première intervention. L'affection présente chez ce malade une évolution nettement progressive.

## OBSERVATION XVII

Publiée par MM. les Professeurs agrégés Lannois et Paviot : *Revue Neurologique*, 15 octobre 1898.

Le nommé R..., né le 12 avril 1877, est au Perron depuis 1893. Première crise à l'âge de 9 ans. Puis crampes dans le membre inférieur gauche annonçant presque invariablement les crises. Celles-ci sont très fréquentes, mais de faible intensité, le malade prétendant qu'il n'a perdu connaissance que dans la première. On en relève 503 en 1893, 625 en 1894, 678 en 1895, 400 en 1896, 503 en 1897.

Le début se fait toujours par le côté gauche où les convulsions restent parfois limitées. Il ne pousse pas de cri, se mord rarement la langue, parfois les lèvres.

En 1892, il a eu une hémiplégie gauche passagère à la suite de crises subintrantes, elle a laissé une légère faiblesse de la jambe avec atrophie de la cuisse de ce côté.

Le malade est envoyé à l'Hôtel-Dieu, le 10 mars 1898 pour y être soumis à la sympathectomie gauche qui fut pratiquée le lendemain en une seule séance (ablation des deux ganglions sympathiques supérieurs).Le malade,qui avait eu beaucoup de crises depuis le commencement du mois, continua à en prendre beaucoup après l'opération,entra dans un état de mal, et succomba le 14 au matin.

A l'autopsie on trouva une congestion généralisée de tous les organes, poumons, foie, reins. Il en était de même des méninges cérébrales et rachidiennes. Le liquide céphalo-rachidien est abondant et trouble. La substance cérébrale est très congestionnée.

Mais, ce qui frappe surtout, c'est une atrophie considérable de l'hémisphère gauche du cervelet que rien n'avait fait supposer pendant la vie. L'atrophie porte principalement sur la substance grise, qui est jaune ocreuse, d'apparence sèche, la substance blanche étant relativement conservée. Il y a une diminution de volume très considérable de l'hémisphère droit du cerveau qui pèse 120 gr. de moins que le côté gauche.

Rien autre à noter dans le reste de la masse encéphalique.

Ces lésions, évidemment antérieures à l'intervention chirurgicale, suffisent à expliquer l'issue fatale.

La résection du sympathique ne paraît pas exercer une action bien manifeste sur l'état mental, dans la majeure partie des cas. Nous signalerons l'hypothèse d'Eulenburg (*Berlin. Klin. Woch.*, 15 avril 1895) et de Féré (d'après Ricard, *Gaz. des Hôp.*, 15 mars 1898) qui attribuent les succès de la sympathectomie à des faits de suggestion. Nous avons observé des modifications plus sérieuses, mais variables suivant les sujets.

Une malade a présenté des signes d'excitation persistant pendant deux mois.

### OBSERVATION XVIII

Recueillie chez M. Jaboulay, résumée dans le *Lyon Médical*
du 27 février 1894, cas 4.

P..., Blandine, 26 ans, domestique ; père, mère et frère bien portants. Pas d'antécédents nerveux dans la famille.

Réglée à 16 ans régulièrement; léger alcoolisme.

Antécédents personnels très chargés qu'il est impossible de contrôler : vers intestinaux, toux et hémoptysies à 15 ans, melœna, chloro-anémie, anémie cérébrale (?)

Elle a commencé, il y a deux ans, à avoir des troubles intellectuels (perte de la mémoire, absences), des vertiges avec perte incomplète de connaissance et mouvements spasmodiques de la face (côté droit). Depuis un an, crises mixtes hystéro-épileptiques, qui sont allées en augmentant de fréquence: trois ou quatre par mois.

Elle entre, le 7 janvier 1897, dans le service de M. Jaboulay.

Deux ordres de crises. Dans les unes, aura sensitive débutant par le creux épigastrique et remontant dans le thorax ; cri initial, pâleur de la face ; la malade se raidit, tombe ; perte de connaissance complète ; pupilles dilatées ; convulsions toniques, puis cloniques, prédominant du côté droit ; amplitude des mouvements modérée ; congestion de la face ; la malade ne tombe pas du lit ; pas de morsure de la langue ; pas d'écume ; sommeil sans stertor.

Certaines crises sont précédées d'une sensation de boule qui remonte, et peuvent être arrêtées par la compression des ovaires. Convulsions toniques et cloniques. Phénomènes d'agitation ; mouvements de grande amplitude ; pleurs, rires, sanglots ; la malade injurie ses gardes, cherche à les embrasser. Elle croit voir une femme entrer dans son lit ; elle éprouve une sensation d'humidité dans la région ombilicale.

La malade présente des zones hystérogènes : ovaires, creux épigastrique, hypocondre droit, seins. Douleur à la pression au poignet droit et le long des crêtes des tibias.

Asymétrie faciale : la bouche est déviée à droite. Bon fonctionnement des divers appareils. Pas d'albumine dans les urines. A l'examen vaginal, bride cicatricielle allant du cul-de-sac latéral droit au col de l'utérus.

23 janvier 1897 : excision des deux ganglions cervicaux supérieurs.

A la suite de l'opération, pendant deux mois, la malade est atteinte d'une véritable démence, qui oblige à la faire isoler. Elle recouvre ensuite son équilibre mental, et sort de l'Hôtel-Dieu ne présentant plus de crises,

Exception faite pour ce premier cas, la résection du sympathique a paru produire plutôt la dépression mentale. C'est le fait d'un malade cité par M. Jaboulay comme amélioré.

## OBSERVATION XIX

Résumée par M. Jaboulay, dans le Lyon Médical du 27 février 1898,<br>troisième cas.

En 1896, j'ai opéré un épileptique qui n'a éprouvé de modifications qu'au point de vue du caractère. Irascible et emporté avant, il serait devenu relativement calme et pondéré.

Mais deux autres sujets ont présenté, après l'opération, un état d'imbécilité plus ou moins persistant qui constituait une aggravation marquée. Nous avons cité B... (Obs. XV). C'est aussi le cas du malade suivant :

## OBSERVATION XX

Communiquée par M. Lannois.

L... âgé de 17 ans, hospitalisé au Perron, est un enfant assisté de la Charité sur les antécédents duquel on n'a aucun renseignement.

Les crises semblent avoir débuté il y a cinq ans, à la suite d'une frayeur pendant qu'il gardait les bêtes aux champs.

Les crises sont très fréquentes tant diurnes que nocturnes. La feuille de 1897 en indique 151 dont 122 grandes et 29 petites. Elles sont de deux sortes ; les unes, plus fréquentes et plus fortes sont classiques ; les autres, un peu moins fortes mais accompagnées cependant de perte de connaissance, de mouvements toniques et cloniques, se terminent par une véritable phase hallucinatoire. Le malade a des mouvements coordonnés, qui paraissent faits en vue d'un but déterminé : il roule les bords de son vêtement, enlève soigneusement un fil imaginaire sur la manche de son habit, etc. Cette phase dure plusieurs minutes ; ces crises laissent le malade beaucoup moins abattu que les premières.

C'est un garçon de taille un peu petite, d'aspect inintelligent et sans expression, qui sait cependant lire, écrire et faire les opérations élémentaires d'arithmétique.

Il a le crâne très irrégulier avec des bosses frontales saillantes, un front très bas, un occiput effacé avec un indice de 84,4. Prognatisme du maxillaire inférieur, voûte palatine ogivale. Pas de troubles de la sensibilité, etc...

Envoyé à l'hôtel-Dieu, le 4 mai, il subit le lendemain la sympathectomie bilatérale en une seule opération. On fait en même temps l'élongation du pneumogastrique gauche.

Il revient au Perron, le 28 mai. Les crises ne sont aucunement modifiées depuis cette époque, ni comme intensité, ni comme fréquence ; dans une de ces crises, peu après son retour, il fit en courant et sans qu'on pût l'arrêter quatre à cinq fois le tour de la cour. Ces crises procursives se sont produites plusieurs fois depuis. Mais ce qui frappe surtout, c'est l'aggravation des phénomènes intellectuels. Il est devenu incapable de travailler à la terre comme auparavant, il est absorbé, ne répond pas aux questions, est incapable de faire une addition, etc...

En novembre 1898, cet état d'imbécilité s'est dissipé peu à peu. Le malade est presque comme avant l'opération.

# CONCLUSIONS

Iº Nous avons recueilli, dans le service de M. le professeur agrégé Jaboulay, vingt observations du traitement de l'épilepsie essentielle par résection du sympathique cervical. Nous avons constaté les résultats suivants: Au point de vue des crises, une guérison (Obs. Bui. I); quatre améliorations (Obs. Char.. III, Obs. Pel... II, Obs. Jacq. IV, An. G..., V); deux aggravations (Chard.. Obs. XVI et Bad... Obs. XV). Au point de vue de l'état mental: une amélioration (Obs. XIX); deux aggravations momentanées (Obs. XVIII, Obs. Lebr... XX); une aggravation persistant depuis 8 mois (Obs. Bad... XV). Les autres cas n'ont pas été modifiés.

IIº Des réserves doivent être faites sur la confusion possible des crises d'hystérie et d'épilepsie, étant donné la coexistence constatée des deux névroses chez cinq des malades améliorés (Bui..., Char..., Pel..., Jacq..., An. G...).

IIIº Conformément aux données de la physiologie et aux experimentations de résection du sympathique chez les animaux atteints d'épilepsie expérimentale, la sympathectomie ne peut pas guérir l'épilepsie, en contrariant le mécanisme des attaques et en rendant leur production impossible. Dans une seule de nos observations (Bui...) il y a eu cessation complète des crises depuis six mois.

IV° La sympathectomie peut agir à la longue en modifiant l'état de nutrition du cerveau, soit par une action vaso-dilatatrice, soit par une action trophique.

V° L'excision du sympathique n'a donné lieu à aucun des accidents graves que les physiologistes avaient fait redouter. Nous n'avons jamais observé de troubles trophiques ou de désordres dans la vision. Dans le seul cas de décès, l'autopsie a révélé des lésions antérieures à l'opération, qui suffisaient à expliquer l'issue fatale.

VI° Les phénomènes aigus post-opératoires ne persistent pas, les perturbations vasculaires disparaissent après deux ou trois mois, il ne reste en apparence, chez les opérés, que des phénomènes oculaires atténués.

VII° La sympathectomie a donné des résultats si variables qu'elle ne peut pas être considérée comme le traitement de choix pour l'épilepsie essentielle.

# BIBLIOGRAPHIE


ALEXANDER. — The treatment of epilepsy.Edinburgh, 1889.

BARACZ.— *Wiener med. Wochenschrift*, 1889.

BERNARD Cl. — Leçons sur la physiologie et la pathologie du système nerveux, 1858.

BOGDANIK. — *Wiener med. Presse*, 1893.

BRIAU. — Th. Lyon, 1897.

BROWN-SEQUARD.—Researches on epilepsy.Boston, 1857.— *Journal de la physiologie de l'homme et des animaux*, 1858.—Comptes rendus de la société de Biologie 1869.— Leçons sur les nerfs vaso-moteurs et sur l'épilepsie. Trad. Beni-Barde, Paris, 1872. — Comptes rendus de l'Académie des Sciences, 1883. — *Archives de Physiologie*, 1891.

*Bulletin de l'Académie de Médecine*, 19 avril 1898, 4 et 11 octobre 1898, 29 novembre 1898.

CHIPAULT. — Chirurgie opératoire du système nerveux, Paris 1894. — *Gazette des Hôpitaux*, 8 février et 19 avril 1898.

DASTRE et MORAT. — Recherches expérimentales sur le système nerveux vaso-moteur. Paris, 1884.

DEBOVE et ACHARD. — Manuel de Médecine, t. IV.

DONATH. — *Wiener Klin. Wochenschrift*, n° 16, 1898.

EULENBURG. — *Berliner Klin. Wochenschrift*, 15 avril 1895.

FÉRÉ. — Les épilepsies et les épileptiques. Paris, 1890.

François FRANCK. — Leçon sur les fonctions vaso-motrices du cerveau, 1887.

FRÉDÉRICQ. — Eléments de physiologie humaine.

Grasset. — Traité pratique des maladies du système nerveux, Paris, 1894, t. II.

Hallager. — De la nature de l'épilepsie. Paris, 1897.

Iacksh. — *Wien. med. Wochenschrift*, 1892.

Jaboulay. — *Lyon Médical*, 27 février 1898. — Travaux de neurologie chirurgicale, 1897.

Jonnesco. — *Archives provinciales de Chirurgie*. Février 1897.

Kummel. — *Deutsche med. Wochenschrift*, 1892.

Lannois. — *Revue de Médecine*, 1893. — Communication au Congrès d'Angers (août 1898).—*Revue neurologique*, 15 octobre 1898.

Pr Lépine.—*Revue de Médecine*, 1891 : sur l'épilepsie congestive. — *Revue de Médecine*, mars 1894.

Morat. — *Archives de Physiologie*, passim.

Morat et Doyon. — Communication à l'Académie des Sciences, juillet 1898. — Traité de Physiologie, t. 1er, Paris, 1899.

Otero Acevedo. — Compte rendu du Congrès annuel hispano-portugais de Chirurgie, avril 1898.

Prévost et Waller. — Comptes rendus de la Société de Biologie, 1871.

Ricard. — *Gazette des Hôpitaux*, 15 mars 1898.

RRhet. — Dictionnaire de Physiologie.

Schapiro. — Th. Paris, 1898: De la nature de l'épilepsie et de son traitement par la résection du sympathique.

Testut. — Traité d'anatomie humaine, t. II, Paris, 1897.

Vulpian. — Leçons sur l'appareil vaso-moteur. Paris, 1875.

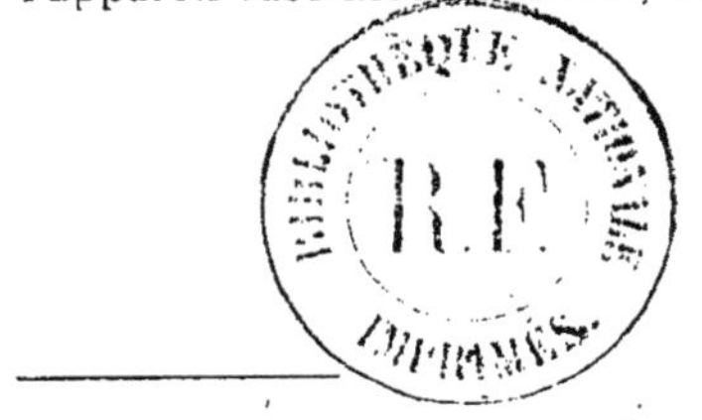

# TABLE DES MATIÈRES




72.469. — Imp. A. WALTENER. — P. LEGENDRE et Cⁱᵉ, Sucʳˢ. — Lyon.